W0261085

Die „Monographien aus dem Gesamtgebiete der Neurologie und Psychiatrie" stellen
eine Sammlung solcher Arbeiten dar, die einen Einzelgegenstand dieses Gebietes in
wissenschaftlich-methodischer Weise behandeln. Jede Arbeit soll ein in sich ab-
geschlossenes Ganzes bilden. Diese Vorbedingung läßt die Aufnahme von Original-
arbeiten, auch solchen größeren Umfanges, nicht zu.

Die Sammlung möchte damit die Zeitschriften „Archiv für Psychiatrie und Nerven-
krankheiten, vereinigt mit Zeitschrift für die gesamte Neurologie und Psychiatrie"
und „Deutsche Zeitschrift für Nervenheilkunde" ergänzen. Sie wird deshalb deren
Abonnenten zu einem Vorzugspreis geliefert.

Manuskripte nehmen entgegen

aus dem Gebiete der Psychiatrie:   Prof. Dr. H. W. GRUHLE
              Bonn, Nervenklinik

aus dem Gebiete der Anatomie:   Prof. Dr. H. SPATZ
              Gießen, Friedrichstraße 24

aus dem Gebiete der Neurologie:   Prof. Dr. P. VOGEL
              Heidelberg, Voßstraße 2

MONOGRAPHIEN AUS DEM GESAMTGEBIETE DER NEUROLOGIE UND
PSYCHIATRIE

HERAUSGEGEBEN VON

H. W. GRUHLE - BONN · H. SPATZ - GIESSEN · P. VOGEL - HEIDELBERG

HEFT 81

# DIE SAUERSTOFFVERSORGUNG DES GEHIRNS UND IHRE STÖRUNG BEI DER LIQUORDRUCKSTEIGERUNG UND BEIM HIRNÖDEM

VON

## DR. MED. H. GÄNSHIRT

PRIVATDOZENT FÜR NEUROLOGIE
OBERARZT DER NEUROLOGISCHEN KLINIK
DER MEDIZINISCHEN AKADEMIE DÜSSELDORF

MIT 13 ABBILDUNGEN

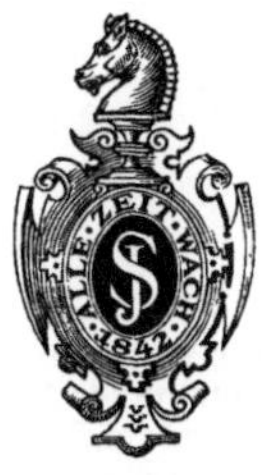

Springer-Verlag Berlin Heidelberg GmbH

1957

Aus der Neurologischen Klinik der Medizinischen Akademie Düsseldorf
Direktor: Professor Dr. E. BAY



ISBN 978-3-540-02199-5     ISBN 978-3-642-86356-1 (eBook)
DOI 10.1007/978-3-642-86356-1

# Inhaltsverzeichnis

# Einleitung

Die Lehre vom Hirndruck blickt auf eine mehr als 50jährige Tradition zurück. Ihre wesentlichen Arbeitsrichtungen sind die anatomisch-deskriptive, die ätiologische und die klinisch-therapeutische. Wie es zum Hirndruck kommt, definierte REICHARDT erstmals in allgemeingültiger Form. Unabhängig von der Pathogenese entsteht eine intrakranielle Drucksteigerung dann, wenn ein Mißverhältnis zwischen Schädelkapazität und Schädelinhalt derart vorliegt, daß der Inhalt den zur Verfügung stehenden Raum übersteigt. Der Hirnschädel kann von vornherein zu klein angelegt sein oder mit dem Wachstum des Gehirns nicht Schritt halten, oder aber der Schädelinhalt nimmt an Volumen infolge krankhafter Störungen zu. Vorausgesetzt ist dabei immer, daß die Schädelkapsel mehr oder weniger starr ist und die Schaffung neuen Raumes nicht oder nur unvollständig zuläßt. Die Fälle mit krankhafter Volumenzunahme des Schädelinhaltes im Laufe des Lebens überwiegen weitaus jene mit Mißbildungen oder Entwicklungsstörungen des Hirnschädels. Unter ersteren lassen sich 2 Hauptgruppen unterscheiden, einmal die, bei denen die Liquormenge zunimmt, zum andern jene, bei denen das Volumen des Hirns selbst ansteigt. In der deutschen Pathologie kennt man seit REICHARDT eine Hirnvolumenvermehrung durch Ödeme des Gehirns und eine solche durch Hirnschwellung. Im Erwachsenenalter sind es die Hirngeschwülste, die weitaus am häufigsten eine Liquorstauung oder ein Hirnödem verursachen. Es ist daher verständlich, wenn sich die vorliegende Untersuchung im wesentlichen auf Hirntumorfälle stützt.

Für die Klinik ist das Krankheitsbild des „Hirndrucks" ein feststehender Begriff. Da Hirndruck am häufigsten in Verbindung mit Hirngeschwülsten auftritt, diese jeweils ihr spezielles, von der Lokalisation bestimmtes Erscheinungsbild hervorrufen, können die Symptome des Hirndrucks in Tumorfällen auch als Allgemeinerscheinungen der Hirngeschwülste bezeichnet werden. Manches „Allgemeinsymptom" ist indessen schon als lokal bedingte Störung erkannt worden, das historisch bekannteste Beispiel ist die Abducensparese, verursacht durch Strangulation des Nerven durch Seitenäste der Arteria basilaris (CUSHING 1911). Dem Bestreben, die Hirndruckerscheinungen lokalisatorisch zu erklären, war jedoch kein durchschlagender Erfolg beschieden, die Anstrengungen, vor allem getragen von der lokalisatorisch ausgerichteten Hirnpathologie, erlahmten, das klinische Bild des Hirndrucks harrt trotz seiner Bedeutung, die es in der Neurologie besitzt und in der Neurochirurgie erlangt hat, weiter der Aufklärung.

Man hat kaum Grund zu der Annahme, daß die Drucksteigerung als solche schädigend auf die nervöse Substanz wirke. Das Nervengewebe hält erhebliche Drucke aus ohne Beeinträchtigung seiner Funktion, wie man aus Tierexperimenten am

Kaltblüternerven weiß. Die Formveränderungen, denen das Hirn bei Schädelinnendrucksteigerung unterliegt, wurden eine Zeit lang in der Pathogenese der Allgemeinerscheinungen des Hirndrucks in den Vordergrund geschoben. Letztlich kam diese Arbeitsrichtung aber wieder auf ein Lokalisieren mit anderen Methoden hinaus und die Ergebnisse, die einer kritischen Betrachtung standhielten, blieben spärlich. Einzig der dramatische Vorgang der Einklemmung und einige typische prämortale Versagensweisen von Kreislauf und Atmung erhielten damit eine plausible pathophysiologische Unterlegung.

Die zunehmende Verbreitung der Röntgenkontrastdarstellung der Hirngefäße lenkte dann die Überlegungen in eine andere Richtung. Man wurde dank der Serienangiographie auf gröbere Störungen der Hirndurchblutung bei intrakranieller Drucksteigerung aufmerksam, vor allem auf die Herabsetzung der Strömungsgeschwindigkeit des Blutes, und erkannte im Hirndruck kreislaufphysiologisch einen den peripheren Gefäßwiderstand beträchtlich steigernden Faktor. Zur selben Zeit wurde eine klinisch brauchbare Methode zur Messung der Hirndurchblutung am Menschen entwickelt und die Erkenntnisse der Angiographie erhielten hierdurch eine wertvolle quantitative Bereicherung.

Wenn das Transportsystem eines Staates, der über Lebensmittelvorräte nicht verfügt und dessen Bürger Nahrungsmittel nicht produzieren, zum Erliegen kommt, so leidet die Bevölkerung Hunger. Die unmittelbare Ursache des Hungers ist der Nahrungsmangel, der Zusammenbruch des Transportsystems ist nur mittelbar wirksam. Will man der Durchblutungsstörung des Hirns bei der Schädelinnendrucksteigerung einen Einfluß auf die Störung der Hirnfunktion beimessen — und daran bestehen heute keine Zweifel mehr —, so darf man in der *Durchblutungsstörung nur eine mittelbare* und muß in der *gestörten Sauerstoff- und Nährstoffversorgung die unmittelbare Ursache* erblicken. Eine Bearbeitung des klinischen Bildes und des pathophysiologischen Vorganges der intrakraniellen Drucksteigerung unter dem Blickwinkel des Sauerstoffmangels setzt neben der Kenntnis der hydro- und hämodynamischen Besonderheiten der Schädelinnendrucksteigerung die Kenntnis der Sauerstoffversorgung des Gehirns voraus und verlangt die Darstellung der Lehre vom Sauerstoffmangel. Wenn die beiden Physiologen, denen wir die wesentlichsten Fortschritte auf diesem Gebiete verdanken, auch eingestehen, daß sie sich noch vor 16 Jahren keine rechte Vorstellung darüber machen konnten, was Sauerstoffmangel eigentlich sei und wie er wirke (OPITZ 1941, OPITZ u. SCHNEIDER 1950), so genügt ein Blick in die beiden genannten, 9 Jahre auseinanderliegenden, zusammenfassenden Darstellungen dieser Forscher, um die Überzeugung zu gewinnen, daß man sich heute schon sehr differenzierte Vorstellungen über das Wesen des Sauerstoffmangels machen kann. *Keinesfalls ist Durchblutungsstörung einfach gleichzusetzen mit Sauerstoffmangel* und dieser muß nicht abhängig sein von einer Durchblutungsstörung. Dennoch ist die Sauerstoffversorgung eng mit der Blutversorgung verknüpft und eine Darstellung ersterer ist ohne Berücksichtigung der Durchblutung nicht denkbar. Aber selbst eingehende Kenntnisse auf dem Gebiet der intrakraniellen Drucksteigerung und der Mechanismen des Sauerstoffmangels am Gehirn würden eine gemeinsame Betrachtung beider pathophysiologischer Vorgänge in ihren Wechselwirkungen über ein Theoretisieren nicht hinauskommen lassen, weil bis in die jüngste Zeit das Problem unter diesem Gesichtswinkel noch kaum betrachtet wurde, geschweige denn Meßergebnisse in ausreichender Zahl mitgeteilt sind, die eine tragfähige Basis abgeben könnten. Die Arbeit stützt sich deshalb vornehmlich auf das im Verlauf von 4 Jahren selbst untersuchte Krankengut, über das sowohl hinsichtlich der intrakraniellen Drucksteigerung und ihrer Ursachen wie der Hirndurchblutung und Sauerstoffversorgung eigene Untersuchungs- und Meßergebnisse vorliegen.

*Das Ziel der Arbeit ist die Herausarbeitung der Mechanismen des Sauerstoffmangels, die bei den beiden genetischen Hauptformen der intrakraniellen Drucksteigerung, der hydrocephalen und der durch Hirnvolumenvermehrung bedingten, auftreten können.* Die Anlage der Darstellung ist so getroffen, daß zunächst auf die allgemeinen physiologischen Grundlagen über die Sauerstoffversorgung des Hirns und den Sauerstoffmangel eingegangen wurde. Bewußt ist dabei Methodisches gründlicher abgehandelt, wenn es den Schlüssel zur sinnvollen Einordnung von Ergebnissen in die Hand gab. Das Problem der Schädelinnendrucksteigerung wurde für die Liquorstauung und das Hirnödem getrennt dargestellt, da es sich dem Wesen nach, und wie gezeigt werden wird, auch hinsichtlich des Mechanismus der Sauerstoffversorgungsstörung, um verschiedene pathophysiologische Vorgänge handelt. Im letzten Abschnitt wird schließlich das herausgearbeitet, was den beiden ätiologischen Formen der Schädelinnendrucksteigerung hinsichtlich der Sauerstoffversorgungsstörung gemeinsam ist und es werden die Sauerstoffmangelformen gewürdigt, die zwar nicht ursächlich auf die Schädelinnendrucksteigerung zurückzuführen sind, mit den Ursachen der intrakraniellen Drucksteigerung aber auf andere Art in Zusammenhang stehen und deshalb klinisch als zusätzliche Sauerstoffversorgungsstörung in Betracht kommen können.

# I. Physiologie der Durchblutung und Sauerstoffversorgung des Gehirns

## 1. Blutsauerstoff

Im Blut ist der Sauerstoff in 2 Formen vorhanden, einmal *an Hämoglobin gebunden*, zum andern *physikalisch gelöst*. Dem gebundenen Sauerstoff kommt für die Versorgung nur mittelbare Bedeutung zu, er stellt den Vorrat dar, aus dem der physikalisch gelöste Sauerstoff, der in die Zellen abwandert, ersetzt wird. Da nur das frei gelöste Gas zu diffundieren vermag, ist nur dieses von unmittelbarer Bedeutung für die Versorgung der Zelle. Die Menge des physikalisch im Blut gelösten Gases — etwa 0,3 Vol.-% — ist proportional dem Sauerstoffdruck. Sauerstoffdruck und Sauerstoffsättigung stehen in Abhängigkeit voneinander (Sauerstoffbindungskurve). Der $O_2$-Druck ($pO_2$) ist für die Sauerstoffversorgung der Zelle die wichtigste Größe. Er läßt sich errechnen aus der prozentualen $O_2$-Sättigung des Hämoglobins und dem pH des Blutplasmas mit Hilfe der Henderson-Nomogramme (DILL, EDWARDS u. CONSOLAZIO 1937, DILL, GRAYBIEL, HURTADO u. TAQUINI 1939, OPITZ u. PALME 1944, OPITZ u. SCHNEIDER 1950) oder mittels polarographischer Methodik direkt messen (BARTELS u. LAUE 1951, BARTELS, BURGER, ESCHWEILER u. LAUE 1951).

Zwischen dem Antransport von Sauerstoff im Blut, dem Übergang von gebundenem $O_2$ in physikalisch gelösten und der Diffusion des gelösten $O_2$ in die Zelle besteht ein dynamisches Gleichgewicht. Erfolgt die Gewebsatmung zeitlich konstant, was für das Hirn zum Unterschied vom Muskel angenommen werden darf

(OPITZ u. SCHNEIDER 1950), so ist der Sauerstoffdruck an jedem Punkt des Gewebes ebenfalls konstant, d. h. es stellt sich ein „steady state" ein.

Der Übergang von gebundenem in gelösten $O_2$ ist abhängig von der Temperatur und von der Wasserstoffionenkonzentration im Blut (BARCROFT 1927), der Antransport von morphologischen und funktionellen Gegebenheiten des Kreislaufs, die Diffusion von der Größe des Druckabfalls zwischen Blut und Gewebe.

Mit abnehmender Temperatur wird $O_2$ fester an Hämoglobin gebunden. Verschiebung der Wasserstoffionenkonzentration des Blutes nach der sauren Seite läßt die $Hb$-$O_2$-Bindung lockerer werden. Unter klinischen Voraussetzungen, selbst unter den heute gegebenen der künstlichen Hibernation, wird ein Sauerstoffmangel bei Abkühlung nicht manifest, weil die Sauerstoffbindungskurve sich erst bei verhältnismäßig niedrigen, klinisch keine Rolle mehr spielenden Temperaturen einschneidend verändert (DILL u. FORBES 1941). Das pH des arteriellen Blutes des Menschen wurde bei 38°C mit 7,424, das des venösen Hirnblutes (Vena jugularis interna) mit 7,371 gemessen (GIBS, LENNOX, NIMS u. GIBBS 1942). KETY u. SCHMIDT (1948b) gelangten zu einem pH von 7,40 für arterielles Blut, 7,34 für venöses Hirnblut bei gesunden jungen Männern.

Der prozentuale Sauerstoffgehalt des arteriellen und des venösen Hirnblutes ist mittels des van Slykeschen Apparates und der Entnahmetechnik von MYERSON, HALLORAN u. HIRSCH (1927) oder jener von GIBBS, LENNOX u. GIBBS (1945) auch am Menschen leicht meßbar. Auf die Bestimmung des Hirnsauerstoffverbrauchs soll im Teil II, 2 eingegangen werden.


## 2. Capillarisierung und funktionell anatomische Gegebenheiten der Hirngefäße

Es ist auffallend, daß der Gehalt des Hirns an Capillarblut mit 2 Vol.-% gering ist gegenüber dem anderer Organe (7 Vol.-% im Herzen, 8 Vol.-% in der Nebenniere (SJÖSTRAND 1934). Ähnlich liegen die Verhältnisse hinsichtlich der Capillarlänge, wo 1400 m/cc für Hirngewebe, 11000 m/cc für Herzgewebe gemessen wurden (CRAIGIE 1938, DUNNING u. WOLFF 1937). Eine Proportionalität zwischen Capillarisierung und Dichte und Größe der Zellen besteht am Hirn nicht (DUNNING u. WOLFF 1937), eher eine Abhängigkeit der Capillarisierung vom Gehalt der Zellstrukturen an Mitochondrien (SCHARRER 1945). Eine Korrelation zwischen Capillarisierung und Atmungsgröße darf im Hirn angenommen werden (ABY 1899, OBERSTEINER 1912); daß sie keine generelle ist, mag damit zusammenhängen, daß die Capillaren nicht nur die $O_2$-Versorgung vermitteln, sondern ebenso die Nährstoffversorgung und den Transport von Metaboliten und Inkreten. OPITZ u. SCHNEIDER (1950) erkären die paradox anmutende Tatsache, daß das Gehirn bei seiner großen Empfindlichkeit gegenüber Sauerstoffmangel verhältnismäßig spärlich mit Capillaren ausgestattet ist, mit der Art, wie der $O_2$-Bedarf befriedigt wird. Am rhythmisch atmenden Muskel dürfte die Capillarisierung deshalb wesentlich besser sein als am vergleichsweise kontinuierlich atmenden Hirn, weil sich die Dimensionierung der sauerstofftransportierenden Einrichtungen mehr nach den Atmungsspitzen und weniger nach dem Atmungsdurchschnitt richtet.

Man darf annehmen, daß unter physiologischen Bedingungen alle Capillaren des Gehirns geöffnet sind und wie an anderen Organen so auch am Hirn der periphere Widerstand durch die Arteriolen reguliert wird. *Der Wandaufbau der Arteriolen spricht dafür, daß sie sich nicht nur aktiv verengen, sondern auch aktiv erweitern können.* So fanden wir in der Wand von Hirnarteriolen die Muskelfasern in steilen Schraubenspiralen angeordnet, wenn die Muskelfunktion durch Acetycholin gelähmt war und der Kreislauf künstlich aufrechterhalten wurde. Für den Bautyp

der steilen Schraubenspirale haben GOERTTLER (1934) am Ductus deferens und
wir selbst (GÄNSHIRT 1944, 1949) an der Arteria umbilicalis eine aktive Lumenerweiterung durch Muskelkontraktion nachweisen können. Durch die Umlagerung
der Muskelelemente während der Kontraktion kann die Gefäßdilatation in eine
Gefäßkonstriktion (Spasmus) umschlagen. Im Falle einer Lähmung der Muskelfasern ist daneben auch eine druckpassive Gefäßerweiterung möglich, wobei die
Frage offen bleiben muß, ob unter solchen Bedingungen noch ein physiologischer
Zustand herrscht. Ein grundsätzlich anderer Bautyp ist nach unseren Beobachtungen (GÄNSHIRT 1951a) in den großen Arterien der Hirnbasis verwirklicht. Dort
ziehen die Muskelfibrillen in ebenen, sich scherengitterartig durchflechtenden
Radiärzügen von der Adventitia, in der sie verankert sind, zur Lamina elastica
interna. Eine so angeordnete Muskulatur führt bei Kontraktion zu Lumenerweiterung und Tonuszunahme der Gefäßwand. Der Volumenzuwachs wird durch das
reichlich vorhandene kollagene Bindegewebe aufgenommen, so daß die Gefäßdilatation nicht durch Dickenzunahme der Wand wieder reduziert wird. Auch eine
solche aktive Gefäßerweiterung ist von einer Umlagerung der einzelnen Muskelelemente begleitet, die je 2 Fasern zu Antagonisten werden läßt, die sich von
einem bestimmten Punkt der Gefäßdilatation an nur noch isometrisch kontrahieren können, wodurch zwar der Gefäßdilatation ein Ende gesetzt wird, eine
weitere Zunahme des Gefäßtonus aber noch möglich ist.

Diese Beobachtungen haben es uns wahrscheinlich gemacht, daß den großen
basalen Hirnarterien nicht die Aufgabe einer quantitativen Regulierung des Blutstromes zukommt, sondern die einer Reduktion der Gefäßpulsationen. Eine ähnliche Bedeutung dürfte auch der Carotissyphon haben.

Diese Ausführungen, die Anspruch auf Vollständigkeit nicht erheben, sollen
nur aufzeigen, daß das „Erfolgsorgan" der Durchblutungsregulation des Gehirns
durchaus nicht so eintöniger Natur ist, wie es die überkommene Vorstellung von
Ring- und Längsmuskeln war. Die Bedeutung dieser neueren Erkenntnisse der
Schulen BENNINGHOFFs und GOERTTLERs, mit denen sich WEZLER u. SINN (1953)
strömungsphysikalisch auseinandersetzten, wurde von GOERTTLER (1953) mit den
Worten präzisiert: „Der Reiz als solcher ist nicht gestaltbildend, entscheidend ist
die Struktur des Erfolgsorgans". Die anschließend zu besprechenden physiologischen Faktoren der Durchblutungsregulation haben somit ein sehr differenziertes morphologisches Korrelat.

### 3. Durchblutungsregulation

Es ist eine bekannte Tatsache, daß unter physiologischen Bedingungen die
Hirndurchblutung auffallend konstant gefunden wird (NOELL u. SCHNEIDER
1948b, KETY u. SCHMIDT 1948b, GÄNSHIRT u. ZYLKA 1952b, BERNSMEIER u.
SIEMONS 1953c, GÄNSHIRT 1953). Dieser Befund weist hin auf eine *geringe Variation der Aktivität und des Stoffwechsels des Gehirns*, auf eine *allzeit geöffnete
Capillarstrombahn* und auf einen *konstanten Gefäßtonus* oder, wie es anders ausgedrückt wurde, auf eine untergeordnete Rolle der Vasomotorik (SCHMIDT u.
HENDRIX 1938, SCHNEIDER 1950). Änderungen der Hirndurchblutung sind einmal
möglich über die Atmung und den Kreislauf, zum andern sind sie möglich von
der Gewebsseite her. Während Atmung und Kreislauf in erster Linie die akute

Regulierung der Hirndurchblutung besorgen, dürfte sich der Einfluß der Gewebsseite auf relativ langsame Umstellungen beschränken.

*Die wesentlichen Faktoren, die die Hirndurchblutung regulieren, sind alveolärer Kohlensäuredruck, mittlerer Blutdruck, alveolärer Sauerstoffdruck und Hämoglobingehalt des Blutes.* Werden diese Faktoren experimentell variiert, so ändert sich die Durchblutung in gesetzmäßiger Weise, wie dies SCHNEIDER u. NOELL (1942a, 1942b, 1944, 1944a, 1944b, 1948a, 1948b) überzeugend dargelegt haben. Wenn der arterielle $CO_2$-Druck zunimmt, so steigt die Hirndurchblutung an, sinkt $pCO_2$ im venösen Blut ab — als Beispiel sei die Hyperventilation genannt —, so kommt es zur Kontraktion der Hirngefäße und Durchblutungssenkung. Diese Durchblutungsabnahme erreicht bei 50% der Normdurchblutung ihre Grenze (NIMS, GIBBS u. LENNOX 1942, NOELL u. SCHNEIDER 1944). Die Regulierung der Hirndurchblutung durch die Kohlensäure erfolgt schwellenlos. Die Kohlensäure verliert aber ihren Einfluß auf die Hirndurchblutung im schweren Sauerstoffmangel, und zwar von dem Moment an, wo $pO_2$ venös auf 19 mmHg abgefallen ist (NOELL u. SCHNEIDER 1944, GIBBS, MAXWELL, GIBBS u. HURWITZ 1947).

Wird das arteriovenöse Blutdruckgefälle über den arteriellen Blutdruck oder den Liquordruck verändert, so folgt die Hirndurchblutung zunächst in einem weiten Bereich dem Druck (NOELL 1944a, NOELL u. SCHNEIDER 1948a). Eine aktive Gefäßdilatation erheblichen Grades tritt wiederum auf beim Erreichen eines $pO_2$ venös von 19 mmHg. OPITZ u. SCHNEIDER (1950) haben deshalb diesen Bereich als Mangelbereich bezeichnet.

Bei Erhöhung des arteriellen Sauerstoffdruckes (Atmung reinen Sauerstoffs) sinkt die Hirndurchblutung nur unwesentlich (KETY u. SCHMIDT 1948b). Bei Senkung des arteriellen $pO_2$ findet sich bis etwa 60 mmHg $O_2$ ein freies Intervall. Unterhalb 60 mm Hg $O_2$ setzt rasch ein Durchblutungsanstieg ein. *Da weder bei Abnahme des $pCO_2$ noch des arteriovenösen Druckgefälles der arterielle $pO_2$ absinkt, wohl aber der venöse Sauerstoffdruck, lassen sich die genannten Versorgungsstörungen sehr gut auf den gemeinsamen Nenner des venösen Sauerstoffdruckes bringen* (NOELL u. SCHNEIDER 1942b, NOELL 1944b). Die Erweiterung der Hirngefäße beginnt bei diesen Versorgungsstörungen bei einem $pO_2$ venös von 25 bis 28 mmHg („Reaktionsschwelle"), die kritische Schwelle liegt bei 19 mmHg venös und entspricht beim Menschen dem Eintritt des Bewußtseinsverlustes. *Das physiologische Kriterium der kritischen Schwelle des $O_2$-Druckes im venösen Hirnblut ist der Beginn der Atmungsabnahme der nervösen Substanz.* Ein $pO_2$ venös unterhalb 17 mmHg bedeutet akute Lebensgefahr („letale Schwelle"). Unter physiologischen Bedingungen wird in den Hirnvenen (Sinus sagittalis) ein Sauerstoffdruck von 34—36 mmHg gemessen. Dieser Wert liegt um 15—17 mmHg über der kritischen Grenze. *Die Sauerstoffversorgung des Hirns erfolgt unter Normalbedingungen also im Überschuß.* Diese überschießende Versorgung gewährleistet eine Sicherheitsspanne, die unter den „schützenden Fittichen der Kohlensäure" steht, denn auf Änderungen des $pCO_2$ arteriell reagieren die Hirngefäße aktiv und schwellenlos.

Für unser Problem des Sauerstoffmangels bei Schädelinnendrucksteigerung interessiert neben der akuten Senkung des Sauerstoffdrucks vor allem die chronische Abnahme von $pO_2$ venös infolge lang anhaltender Verkleinerung des arteriovenösen Blutdruckgefälles durch intrakranielle Drucksteigerung. *Im chronischen Sauerstoffmangel vermag auch die Gewebsseite auf Stoffwechsel und Durch-*

*blutung nachweisbaren Einfluß zu nehmen.* So schöpft das Hirn bei chronischer Senkung des arteriovenösen Blutdruckgefälles den Blutsauerstoff besser aus, was sich in einem Ansteigen der arteriovenösen Sauerstoffdifferenz des Blutes bemerkbar macht (NOELL u. SCHNEIDER 1948a). BERNSMEIER u. SIEMONS (1953b) wiesen darauf hin, daß eine Phase besserer Utilisation auch bei Hirntumorträgern mit intrakranieller Drucksteigerung zu beobachten sei. Wir selbst (GÄNSHIRT u. TÖNNIS 1956) stellten indessen an einem größeren Krankengut fest, daß diese Möglichkeit, einem Sauerstoffmangel zu begegnen, bei chronischer Schädelinnendrucksteigerung nicht häufig und wenn, dann nur in verhältnismäßig geringem Ausmaß vorkommt.

Aus der Höhenphysiologie ist bekannt, daß während einer Höhenanpassung die Capillaren des Hirns sich erweitern und vermehren, ohne daß Nekrosen als Folge einer Anoxie nachweisbar wären (MERCKER u. OPITZ 1949, MERCKER u. SCHNEIDER 1949). Besonders eindrucksvoll sind die Beobachtungen von HUERKAMP u. OPITZ (1950) an der Retina des Kaninchens, deren papillenwärts gelegene Anteile von Netz- und Aderhautgefäßen, deren corneale Anteile nur von der Aderhaut durch Diffusion des Sauerstoffs versorgt werden, und deren Schichtdicke von der Papille zur Cornea hin abnimmt. Im chronischen Sauerstoffmangel (6000 m Höhe) rückt die Capillarisierung der Retina durch Netzhautgefäße weiter in Richtung Cornea, d. h. in den Bereich kleinerer Schichtdicken vor. Dieser Vorgang erstreckt sich über Wochen und regressive Veränderungen ließen sich niemals feststellen. OPITZ u. HUERKAMP folgerten hieraus, daß es neben der Warburgschen Grenzschichtdicke (1923, 1926), d. h. größten Schichtdicke eines atmenden Gewebes, die der Sauerstoff bei gegebenem $O_2$-Druck und gegebener Atmung noch durchdringen kann (= aerobe Grenzschichtdicke nach OPITZ u. SCHNEIDER 1950), eine zweite, kleinere Schichtdicke ungenügender Versorgung geben müsse, wenn eine Erniedrigung des $pO_2$ (Hypoxie) schon vor Eintritt einer Anoxie biologisch wirksam ist. OPITZ u. HUERKAMP bezeichneten diese Schichtdicke als Schwellenschichtdicke, sie ist an der Retina direkt meßbar, weil sie dem Übergang von retinaler und chorioidaler zu nur chorioidaler Versorgung entspricht. Die beschriebenen Gefäßreaktionen entwickeln sich sowohl bei Senkung des Sauerstoffdrucks wie auch bei Erhöhung der Gewebsatmung und bei Verlangsamung der Blutströmung.

OPITZ u. SCHNEIDER (1950) haben folgendes Bild von der Sauerstoffmangelwirkung am Hirn entworfen:

*1. Indifferenzzone.* $pO_2$ venös 35—28 mmHg. Reflektorische Wirkungen über Chemoreceptoren. Normale Gewebsatmung.

*2. Zone der Umstellungsreaktionen.* $pO_2$ venös 28—19 mmHg. Zunahme der Chemoreceptorenerregung. Reversible Wirkungen am ZNS (Vasodilatation, EEG-Veränderungen). Hirnatmung unverändert. Wirkungsmechanismus wahrscheinlich nur Hypoxie. Zeitfaktor unwesentlich.

*3. Kritische Zone.* $pO_2$ venös unter 19 mmHg. Ausbreitung der Chemoreceptorenwirkung. Bewußtseinsverlust. Sinkende $O_2$-Aufnahme des Hirns teils durch Anoxie teils durch Tätigkeitseinschränkung. Wirkungsmechanismus Anoxie. Zeitfaktor wesentlich.

Aus dem Schema ist ersichtlich, daß Abwehrreaktionen bereits eingeleitet werden, bevor der venöse Sauerstoffdruck die kritische Grenze erreicht hat. Anoxie ist also nicht Voraussetzung zur Einleitung von Regulationen, die Anoxie verhüten sollen. Bereits die Hypoxie, die noch nicht zu einer Atmungseinschränkung führt und vom Zeitfaktor unabhängig ist, also beliebig lange ohne irreparable Folgen bestehen kann, setzt Abwehrmaßnahmen in Gang.

OPITZ und SCHNEIDER (1950) führten zur Verdeutlichung dieser Verhältnisse das Beispiel der klugen Hausfrau an, die rechtzeitig die Abnahme des Kartoffelvorrates bemerkt und sofort Schritte unternimmt, dem drohenden Mangel abzuhelfen. Gelingt dies nicht mehr, werden die Essensportionen kleiner und die Tätigkeit der Familie wird ausgleichend eingeschränkt.

## 4. Der Zellsauerstoff im Gehirn
## und das Modell des Kroghschen Gewebszylinders

Für das Verständnis der Sauerstoffversorgung einzelner Zellen ist die Kroghsche Vorstellung vom Gewebszylinder (1919a, b, 1929), dessen Achse die versorgende Capillare darstellt, nicht nur besonders anschaulich, *die Modellvorstellung erlaubt auch mit Hilfe der experimentell zu bestimmenden Parameter des Sauerstoffverbrauchs im Gewebe, des Radius des Gewebszylinders und des Capillarradius, der Diffusionskonstanten und der Sauerstoffspannung im venösen Blut, den Sauerstoffdruck an jeder Stelle des Zylinders zu berechnen und damit Einblick in die Sauerstoffversorgung der Zelle zu erhalten.*

Es ist leicht einzusehen, daß einmal der $O_2$-Druck in der Capillare vom arteriellen zum venösen Ende hin infolge der Diffusion von Sauerstoff ins Gewebe abfällt, zum andern ein $pO_2$-Gefälle im Gewebe selbst von der Capillare zur Zylinderperipherie hin herrscht. Mit Hilfe der genannten Parameter gelingt es, den Druckabfall $\Delta pO_2$ vom venösen Ende der Capillare zu einer Zelle der äußersten Zylinderperipherie am venösen Capillarschenkel zu berechnen. Der Sauerstoffdruck in dieser venösen, peripheren Zylinderecke ist aus 2 Gründen von besonderer Wichtigkeit. Ein Sauerstoffmangel wird an dieser Stelle, an der $pO_2$ die niedrigsten Werte aufweisen muß, und die damit unter den ungünstigsten Versorgungsbedingungen steht, sich zuerst und intensiver manifestieren als an anderen Orten des Gewebes (tödliche Ecke).

Experimentelle Befunde (GÄNSHIRT, DRANSFELD u. ZYLKA 1952, GÄNSHIRT, KRENKEL u. ZYLKA 1954) sprechen dafür, daß zwischen Leistungsumsatz (Zellbetriebsstoffwechsel) und Erhaltungsumsatz (Zelleigenstoffwechsel) des Hirns einerseits und dem Funktionszustand der Ganglienzellen der tödlichen Ecke andererseits eine Beziehung insofern besteht, als bei Absinken der Sauerstoffversorgung in der tödlichen Zylinderecke auf $^1/_5$—$^1/_6$ der Normalversorgung, d. h. auf die Höhe des Erhaltungsumsatzes, nicht nur die dort lokalisierten Ganglienzellen, sondern die Funktionselemente im ganzen Gewebszylinder, also in den zur Funktion noch ausreichend versorgten Anteilen, ihren Stoffwechsel auf Erhaltungsumsatz umstellen. Die Funktion ist damit zwar an allen Stellen gelähmt, der Zellerhaltungsumsatz bleibt durch den nun weitgehend eingeschränkten Energieumsatz des gesamten Zylinders in der tödlichen Ecke jedoch gewährleistet. Dies ist wahrscheinlich ein Grund dafür, daß die tödliche Ecke am Gehirn vorläufig noch ein funktioneller Begriff ist und kein anatomischer Befund (ALTMANN u. SCHUBOTHE 1942) wie z. B. am Herzen (Tigerherz) oder an der Leber (zentrale Läppchennekrose). Der Begriff des Gewebszylinders wird sich in den speziell hier abzuhandelnden Fragen noch weiter fruchtbar erweisen (Teil VII, 5).

Die von OPITZ (1948) übernommene graphische Darstellung eines Standardzylinders der Großhirnrinde macht den Verlauf des Sauerstoffdruckes in Blut und Gewebe deutlich und läßt die beiden Diffusionsgradienten — Quer- und Längsdiffusion — erkennen (Abb. 1). Bei einem $pO_2$ am venösen Ende der Capillare von 34 mmHg (= $pO_2$ des venösen Hirnblutes) und einem $\Delta p$ von 5,7 mmHg bei alleiniger Berücksichtigung der Querdiffusion kommt man zu einem niedrigsten $pO_2$ im Gewebe von etwa 28 mmHg. Wird die Längsdiffusion eingerechnet (BECKER, THEWS, zit. n. OPITZ u. SCHNEIDER 1950), so gelangt man zu Werten, die um 1—2 mmHg höher liegen. Es bleibt demnach unter Normalbedingungen auch in der tödlichen Ecke ein Sauerstoffdruck von etwa 30 mmHg und damit dem Gehirn in allen seinen Teilen ein nicht unerheblicher Überschuß an frei gelöstem Sauerstoff.

Aus methodischen Gründen kann der Sauerstoffdruck nur im Blut bzw. an der Oberfläche der Zellen gemessen werden. *Eine wichtige Grenzbedingung für die $O_2$-Versorgung des Gewebes ist der Sauerstoffdruck, von dem ab die Gewebsatmung infolge Mangels an Sauerstoff abzusinken beginnt, d. h. der kritische $O_2$-Druck im engeren Sinne.* Dieser bezieht sich ausschließlich auf das Atmungsferment. An sehr kleinen Objekten und bei niedrigen Temperaturen bestimmten WARBURG und KUBOWITZ (1929) diesen Druck mit 0,01 mm Hg, für Warmblüterverhältnisse sollte er 2—4 mm Hg betragen (ELLIOT u. HENRY 1946). BÄNDER und KIESE (1955) fanden jedoch kürzlich an Mitochondrien aus Rattenlebern bei $37^0$ C eine Atmungsabnahme um $3\%$ schon bei einem Sauerstoffdruck von 13 mm Hg im Reaktionsgefäß. Dieser Befund ist sehr bemerkenswert, belegt er doch die Ergebnisse von NOELL und SCHNEIDER auf eindrucksvolle Weise. Diese Autoren sahen, worauf schon mehrfach hingewiesen wurde, den Beginn der Atmungsabnahme des Gehirns bei einem venösen Sauerstoffdruck von 19 mm Hg (kritische Schwelle). Bei einem $\Delta p$ von 5,7 mm Hg zwischen Capillare und venöser Zylinderperipherie beträgt demnach auf der kritischen Schwelle der $O_2$-Druck in der Zelle noch 13 bis 14 mm Hg. Die Übereinstimmung der mit verschiedener Methodik gewonnenen Ergebnisse ist ideal. Die Tatsache, daß einmal die Atmung von Hirngewebe,

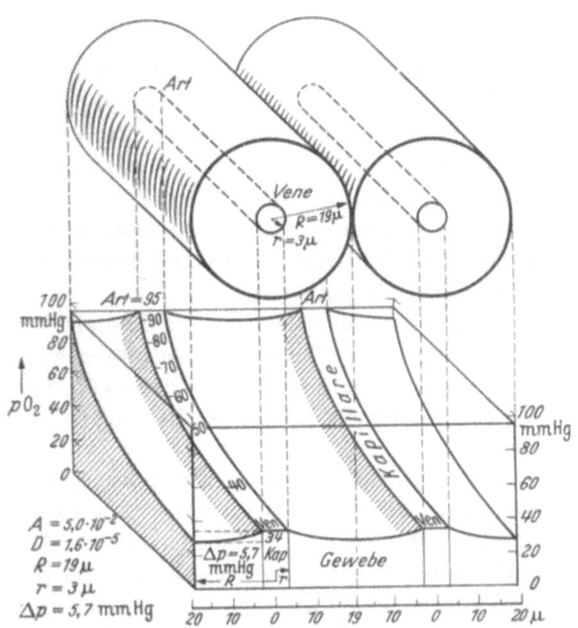



Abb. 1. Schematische Darstellung zweier benachbarter Kroghscher Gewebszylinder mit eingezeichneten Parametern. *Art* arterieller Schenkel der Capillare; *Vene* venöser Schenkel der Capillare; *R* Zylinderradius; *r* Capillarradius; *A* Sauerstoffverbrauch der Hirnrinde pro min und pro cc Gewebe; *D* Diffusionskonstante von Sauerstoff in Quadratzentimetern und pro Atmosphäre; $pO_2$ Sauerstoffdruck in mm Hg; $\Delta p$ Druckabfall des Sauerstoffs von der Capillare zur Zylinderperipherie. (Aus OPITZ u. SCHNEIDER, Erg. Physiol. *46*, 168, 1950)

ein anderes Mal die der atmenden Elemente der Leber gemessen wurde, sollte zunächst nur dahingehend gedeutet werden, daß wesentliche Unterschiede im Verhalten der Atmung unter Sauerstoffmangel zwischen beiden Parenchymen offenbar nicht bestehen.

## 5. Zusammenfassung zu I

Für die Versorgung des Gewebes hat nur der physikalisch im Blut gelöste Sauerstoff unmittelbare Bedeutung. Die für die Sauerstoffversorgung der Zelle wichtigste Größe ist der Sauerstoffdruck ($pO_2$). Eine andere Form von Sauerstoff in den Zellen des Gehirns, die für die Versorgung bedeutsam wäre, ist nicht bekannt.

Die Ausstattung des Hirns mit Capillaren ist gemessen an andern Organen auffallend gering, was mit der kontinuierlichen Atmung des Gehirns in Zusammenhang stehen dürfte. Die funktionelle Anatomie der Hirngefäße steht noch in den

Anfängen. Einstweilen läßt sich sagen, daß zu einer aktiven Lumenveränderung in beiden Richtungen die Arteriolen fähig sind. Bei den großen Arterien des Circulus Willisi dürfte die Bedeutung der Lumenveränderung zurücktreten gegenüber der Aufgabe der Gefäßwand, einen bestimmten Tonus mit einem Minimum an Muskelelementen aufrecht zu erhalten, ohne daß Tonuszunahme zu Gefäßverengerung und Durchblutungsabnahme führt.

Die wichtigsten Regulatoren der Hirndurchblutung von seiten der Atmung und des Kreislaufes sind:

a) Der $CO_2$-Druck im arteriellen Blut.

b) Das arteriovenöse Blutdruckgefälle (Blutdruck und Liquordruck).

c) Die Vasomotorik.

Die Regulationsmechanismen von der Gewebsseite her sind:

a) Die Steigerung der Sauerstoffausschöpfung des Blutes.

b) Die Neubildung von Gefäßen.

Bester Indicator für Sauerstoffmangelwirkung ist der Sauerstoffdruck im venösen Hirnblut. Er beträgt unter Normalbedingungen 34—36 mm Hg. Im Sauerstoffmangel läßt sich abgrenzen:

1. eine Indifferenzzone zwischen 35 und 28 mm Hg $O_2$,

2. eine Zone der Umstellungsreaktionen zwischen 28 und 19 mm Hg $O_2$,

3. eine Reaktionsschwelle bei 25 mm Hg $O_2$ (Beginn der Gefäßdilatation),

4. eine kritische Schwelle bei 19 mm Hg $O_2$ (Beginn der Atmungsabnahme des Gewebes).

Die kritische Schwelle wird unter physiologischen Bedingungen erreicht bei Senkung des arteriellen Drucks auf 70 mm Hg oder Senkung des $pCO_2$ auf 20 mm Hg. Ein Abfall des Sauerstoffdrucks im venösen Hirnblut auf 19 mm Hg (Anoxie im weiteren Sinne) ist nicht Voraussetzung für das Ingangkommen von Abwehrreaktionen gegen Sauerstoffmangel. Eine Hypoxie (25 mm Hg $O_2$) allein genügt hierzu bereits. Da der normale $pO_2$ bei 35 mm Hg liegt, ist im kontinuierlich atmenden Gehirn unter Normalbedingungen ein Sauerstoffüberschuß jederzeit vorhanden. Dieser wird durch den Kohlensäuredruck des arteriellen Blutes aufrecht erhalten und schwellenlos reguliert.

Mit Hilfe der Kroghschen Vorstellung eines Gewebszylinders mit experimentell bestimmbaren Parametern gelingt es, über den Sauerstoffdruck an der Zelloberfläche Aufschluß zu erhalten und insbesondere die $O_2$-Versorgung in der peripheren, venösen Ecke des Gewebszylinders zu berechnen. Unter Normalverhältnissen herrscht dort ein $pO_2$ von etwa 30 mm Hg und damit wiederum ein nicht unerheblicher Sauerstoffüberschuß. Der kritische Sauerstoffdruck am Fermentsystem der Atmung in der Zelle liegt beim Warmblüter bei 13 mm Hg. Der Druckabfall $\Delta pO_2$ von der Capillare zur Peripherie des Gewebszylinders beträgt rund 6 mmHg.

## II. Durchblutung und Sauerstoffverbrauch des Hirns unter Normalbedingungen

### 1. Definition der Normalbedingungen

Der Ausdruck „Normalbedingungen" ist im vorhergehenden Abschnitt bereits angewendet worden. Es wurde dort ausgeführt, in welchem Maße die Blutgase, der Blut- und Liquordruck einerseits und der Funktionszustand des Gewebes andererseits auf die Hirndurchblutungsgröße und den Hirnsauerstoffverbrauch Einfluß nehmen. Unter Normalbedingungen sind demnach die Voraussetzungen zu verstehen, die eingehalten werden müssen, um zu vergleichbaren Ergebnissen zu kommen. *Größenordnungsmäßig setzen sie die Bedingungen voraus, die unter physiologischen Umständen an Mensch und Tier gegeben sind.* Da der wichtigste Regulator der Hirndurchblutung die Kohlensäure ist, muß ein alveolärer Kohlensäuredruck von 40 mm Hg herrschen. Der mittlere arterielle Blutdruck muß 100 mm Hg betragen und der alveoläre Sauerstoffdruck 100 mm Hg. Wegen der Beziehungen des intracellulären $pO_2$ zum Blut-$pO_2$, Blutsauerstoffgehalt und Hämoglobingehalt wird ein Blut-Hb von 100% vorausgesetzt. Abgesehen von der arteriovenösen Blutdruckdifferenz, die im wesentlichen eine Funktion von Blut- und Liquordruck ist, sind unter den später zu betrachtenden klinischen Verhältnissen die geforderten Bedingungen in der Regel gegeben. Weniger im Tierexperiment als in der Klinik, in die heute der Blutersatz in großem Umfang Eingang gefunden hat, ist die Blutviskosität zu beachten. Sie soll am Vollblut absolut 2,46—2,94 Centipoise betragen (PIROFSKY 1953).

*Unter diesen Voraussetzungen findet man eine auffallende Konstanz der Hirndurchblutung.* Unter Bedingungen, die die Durchblutung des Hirns bereits verändern, wie Einatmung von 5—7% $CO_2$, Hyperventilation (KETY u. SCHMIDT 1946), Atmung eines Stickstoff-Sauerstoffgemisches von 10% $O_2$ oder von reinem $O_2$ (KETY u. SCHMIDT 1948b) bleibt die Hirnatmung konstant. Auch im Schlaf ändert sich der Sauerstoffverbrauch des Gehirns nicht (KETY, MANSOLD, SOKOLOFF, THERMAN, CONNER u. KLEINERMAN zit. nach OPITZ 1952). In Narkose ist die Sauerstoffaufnahme des Gehirns hingegen erniedrigt (HOMBURGER, HIMWICH, ETSTEN, YORK u. MARESKA 1946, HIMWICH, HOMBURGER, MARESKA u. HIMWICH 1947, KETY u. SCHMIDT 1948b, NOELL u. SCHNEIDER 1948b). Letzteres zu beachten ist wichtig, weil die direkten, operativen Methoden zur Bestimmung des Hirnsauerstoffverbrauchs auf Narkotica meist nicht verzichten können. Bei dem indirekten, gasanalytischen Vorgehen erübrigt sich zwar die Narkose auch beim Menschen, hier bilden aber psychische Einflüsse bei der Messung der Durchblutung Fehlermöglichkeiten. Seelische Erregung steigert nach unseren Beobachtungen die Hirndurchblutung des Menschen meßbar, nicht aber die Hirnatmung. Es ist deshalb nicht sinnvoll, an labilen und leicht erregbaren Personen, die nicht selten die sog. „Normalpersonen" neurologisch-psychiatrischer Krankenabteilungen darstellen, selbst mit der relativ ungefährlichen Stickoxydulmethode Aufschluß über die Hirndurchblutungsgröße des normalen Menschen gewinnen zu wollen.

## 2. Methodik der Durchblutungs- und Sauerstoffverbrauchsmessung

Während man in früheren Jahren darauf angewiesen war, die Hirndurchblutung qualitativ zu bestimmen durch Beobachtungen der Piagefäße (WOLFF u. FORBES 1928, FERRIS 1941), Einführung von Thermoelementen in die größeren Gefäße des Hirns (GIBBS 1933), Untersuchungen mit der Thermostromuhr, Arteriographie (MONIZ 1933) und Kreislaufzeitbestimmung (WOLFF u. BLUMGARD 1929), und den Sauerstoffverbrauch nur in vitro messen konnte, *beruht der Fortschritt der letzten Jahre in der Entwicklung von Methoden zur quantitativen Messung der Hirndurchblutung und des Hirnsauerstoffverbrauchs.* Diese Entwicklung ist 2 Arbeitsrichtungen zu verdanken. Die erste versuchte mittels operativer Methoden, alle Gefäßanastomosen am Kopf auszuschalten, die nicht zur Durchblutung des Hirns beitragen (SCHMIDT, KETY u. PENNES 1945, NOELL u. SCHNEIDER 1948b, GEIGER, MAGNES, SAMRA u.

ZLOTNIK 1947). Die andere Richtung ging von der Voraussetzung aus, daß die Vena jugularis interna wie der Sinus sagittalis und das Torcular Herophili angenähert reines Hirnblut führen. Unter solchen Voraussetzungen läßt sich nach dem Fickschen Prinzip aus Hirndurchblutung und arteriovenöser Sauerstoffdifferenz der Sauerstoffverbrauch des Hirns berechnen, wie auch umgekehrt aus Sauerstoffverbrauch und arteriovenöser $O_2$-Differenz die Hirndurchblutung bestimmt werden kann. Die Schwierigkeit bestand jedoch darin, daß von den 3 Unbekannten der Fickschen Gleichung — Hirndurchblutung, Hirn-$O_2$-Verbrauch, arteriovenöse $O_2$-Differenz — nur letztere experimenteller Bestimmung zugänglich ist und einer der beiden anderen Faktoren nicht als konstant vorausgesetzt werden kann, wie dies WILLIAMS u. LENNOX 1939, COURTICE 1940 und andere irrtümlich angenommen haben. Auch eine Methode, die diese Schwierigkeit durch Zumischung geeigneter Farbstoffe zum arteriellen Blut umging (GIBBS, MAXWELL, GIBBS u. HURWITZ 1947), setzte sich nicht durch. KETY u. SCHMIDT (1945, 1948a) wandten nun den Kunstgriff an, ein nach Art und Konzentration weitgehend indifferentes Gas in den Organismus einzuführen, nämlich Stickoxydul in der Konzentration von 15% in einem Stickstoff-(64%) Sauerstoff-(21%) Gemisch. *Die Größe der Hirndurchblutung läßt sich unter solchen Voraussetzungen bestimmen aus der Aufnahme des Stickoxyduls durch das Gehirn und aus der arteriovenösen Stickoxyduldifferenz*, wobei es sich bei der Einführung eines indifferenten Fremdgases in den Organismus nicht mehr um Verbrauch, sondern um Absorption des in Betracht kommenden Gases durch Blut und Hirngewebe handelt. Dementsprechend muß das Meßverfahren vom Augenblick der Einführung des Gases in das arterielle Blut über die Lungen über die Absorptionszeit hin bis zur Sättigung des Hirns mit $N_2O$ (10—15 min) durchgeführt werden. Der Absorptionskoeffizient für $N_2O$ errechnet sich aus dem Quotienten der Bunsenkoeffizienten von $N_2O$ in Blut und Hirngewebe, die Bunsenkoeffizienten wurden von KETY, HARMEL, BROOMELL u. RHODE (1948) experimentell bestimmt. Statt über die Saturationszeit kann auch über die Zeit der Desaturation gemessen werden, was bei der Bestimmung der Coronardurchblutung mit dieser Technik die Regel ist (ECKENHOFF, HAFKENSCHIEL u. LANDMESSER 1947, ECKENHOFF 1948, BING 1949). *Der Sauerstoffverbrauch läßt sich bei bekannter Durchblutung des Hirns nach dem Fickschen Prinzip ermitteln, er ist proportional der Durchblutung und der arteriovenösen Sauerstoffdifferenz.*

Die gasanalytische Technik von KETY u. SCHMIDT besitzt gegenüber allen andern den Vorzug, daß sie sowohl im Tierexperiment, abgesehen von Kleintieren wie Ratten, Mäusen, Fröschen, als auch unbedenklich am Menschen angewandt werden kann. Sie ist heute die einzige brauchbare Methode zur Messung von Hirndurchblutung, Hirnsauerstoffverbrauch und Hirngefäßwiderstand in der Klinik (GÄNSHIRT u. TÖNNIS 1956).

### 3. Ergebnisse der Stickoxydulmethode

SCHMIDT u. KETY konnten 1947 mitteilen, daß sie bei 35 gesunden jungen Männern die Hirndurchblutung mit 54 cc $\pm$ 12 cc/100 g und Minute und den Hirnsauerstoffverbrauch mit 3,3 cc $\pm$ 0,4 cc/100 g Hirn und Minute bestimmt haben. Diese ersten zuverlässigen Meßwerte am Menschen, zudem an einer größeren Zahl gesunder Individuen, stimmten sehr gut mit den tierexperimentellen Ergebnissen, die mit operativen Methoden gewonnen waren, überein. *Damit unterscheidet sich das menschliche Hirn hinsichtlich Durchblutungsgröße und Sauerstoffaufnahme nicht von dem der höheren Säuger.* Ein Unterschied besteht nur insofern, als das Hirngewicht des Menschen bezogen auf sein Körpergewicht größer als das der höheren Tiere ist und auf das Hirn eines 70 kg schweren Menschen 18% des gesamten Sauerstoffverbrauchs und 16% des Herzminutenvolumens entfallen, ein Verhältnis, das bei Tieren nicht erreicht wird.

In Europa war es ESPAGNO, der 1952 die ersten Untersuchungsergebnisse mit der Stickoxydulmethode vorlegte. An 10 nicht hirnkranken Personen ergab sich eine mittlere Durchblutung des Hirns von 51,9 cc/100 g pro Minute (Höchstwert 70 cc, Mindestwert 42 cc) und ein mittlerer Sauerstoffverbrauch des Gehirns von 3,8 cc/100 g pro Minute (Höchstwert 6,5 cc, Mindestwert 2,1 cc). Im gleichen Jahr berichteten BERNSMEIER u. SIEMONS (1952) und wir selbst (1952) über erste Ergebnisse mit der Stickoxydulmethode an Gesunden und Kranken. Im Jahre darauf teilten BERNSMEIER u. SIEMONS (1953b) Ergebnisse an 23 Normalpersonen mit, bei denen sie eine mittlere Hirndurchblutung von 54,0 cc/100 g pro Minute $\pm$ 8,0 cc und einen mittleren Sauerstoffverbrauch von 3,4 cc/100 g pro Minute $\pm$ 0,8 cc messen konnten. Unsere Ergebnisse aus den Jahren 1952—1954 an 30 nicht hirn- und kreislaufkranken Fällen lauten (1956): Hirndurchblutung 55,7 cc/100 g pro Minute ($\pm$ 6,8 cc), Sauerstoffverbrauch 3,5 cc/100 g pro Minute ($\pm$ 0,5 cc). BROBEIL, HÄRTER, HERMANN u. KRAMER (1954) fanden an ebenfalls 30 Normalfällen eine Durchblutung von 67,0 cc $\pm$ 9,0 cc und einen $O_2$-Verbrauch von 4,7 $\pm$ 0,8 cc. Die Werte für die arteriovenöse Sauerstoffdifferenz des Hirnblutes am Menschen betragen nach KETY und SCHMIDT (1947) 6,3 Vol.-% ($\pm$ 1,4), ESPAGNO (1952) 7,6 Vol.-% (12,3—4,2 Variationsbreite), BERNSMEIER u. SIEMONS (1953b, c) 6,3 Vol.-% ($\pm$ 1,4), GÄNSHIRT u. TÖNNIS (1956) 6,4 Vol.-% ($\pm$ 1,2), BROBEIL und Mitarbeiter (1954) 6,9 Vol.-% ($\pm$ 1,1).

Diese gut übereinstimmenden Meßergebnisse von 5 unabhängig voneinander arbeitenden Laboratorien unterstreichen mehr als Worte die Zuverlässigkeit der Stickoxydulmethode. Wo größere Streuungen auftreten (ESPAGNO 1952), dürfte u. E. die Kombination der Stickoxydulmethode mit der gasanalytischen Bestimmung der Gesamtkreislaufgrößen (Herzkatheter) verantwortlich zu machen sein, weil dabei eine Vergrößerung der Methodenstreuung infolge erheblicher Komplizierung der Vorgänge bei der Blutentnahme unvermeidlich ist. Auffallend hohe Werte (BROBEIL 1954) kommen nach unserer Erfahrung (GÄNSHIRT u. TÖNNIS 1956) dann zustande, wenn die Versuchspersonen sich in seelischer Erregung (ängstliche Erwartung, Schmerzen bei der Gefäßpunktion und Druck der Atemmaske) befinden.

LASSEN u. MUNCK (1955) haben in neuester Zeit die Methode von KETY u. SCHMIDT dahin abgewandelt, daß sie als indifferentes Fremdgas an Stelle von Stickoxydul radioaktives Krypton verwenden. An 20 normalen Versuchspersonen bestimmten sie mit dieser Technik die Hirndurchblutung mit 52cc $\pm$ 8,6 cc/100 g pro Minute, den Sauerstoffverbrauch des Gehirns mit 3,4cc $\pm$ 0,6 cc/100 g pro Minute.

## 4. Durchblutung und Sauerstoffverbrauch einzelner Hirnregionen und die Sauerstoffverbrauchsamplitude des Gehirns

Die im vorigen Abschnitt beschriebenen Methoden geben quantitativ Aufschluß über die Durchblutung und die Sauerstoffaufnahme des Gesamthirns. Die erhaltenen Werte stellen ein arithmetisches Mittel dar, das keine Rückschlüsse erlaubt auf die Durchblutung und die Atmung einzelner Hirnteile. Lokale Durchblutungsmessungen im Zentralnervensystem mittels kleiner Thermosonden können relative Werte der Durchblutung geben (FIELD, GRAYSON u. ROGERS 1951, LUDWIGS 1954). Die Durchblutung einzelner Areale des Hirns wurde kürzlich durch eine besondere Technik (SOKOLOFF, LANDAU, FREYGANG, ROWLAND u. KETY 1955) auch quantitativ meßbar. Es wird dabei ein radioaktiv markiertes, in Kochsalzlösung gelöstes, inertes Gas Katzen intravenös injiziert und vor eingetretener Sättigung des Gehirns der Schädel in flüssiger Luft fixiert. Werden Hirnscheiben auf photographische Platten aufgelegt, so ist die Schwärzung der Platten proportional der Durchblutungsgröße der einzelnen Regionen im Gehirn. Die Großhirnrinde zeigt sich dabei 4- bis 6mal stärker durchblutet als das Mark und 2mal stärker als die Kleinhirnrinde. Die Hirnregion mit der absolut höchsten Durchblutung stellen die hinteren Zweihügel dar, ein Befund, der derzeit nicht befriedigend zu erklären ist.

Über den Sauerstoffverbrauch sagen diese Methoden nichts aus. Es ist deshalb nicht verwunderlich, wenn heute noch Zahlen über die Atmungsgröße einzelner Hirnareale in situ fehlen. Immerhin darf man auf große Unterschiede in der Atmung einzelner Hirnteile aus den Ergebnissen der Atmungsmessungen in vitro schließen. *In vitro atmet die graue Substanz im Durchschnitt 5mal (3—10mal) stärker als die weiße Substanz* (DIXON u. MEYER 1936). Bei einem Verhältnis grauer zu weißer Substanz von 59% zu 41% im menschlichen Gehirn (ROSE 1935) darf man einen *Sauerstoffverbrauch von rund 5 cc/100 g pro Minute für die graue und 1 cc/100 g pro Minute für die weiße Substanz in situ* annehmen, was einem $QO_2$ von 18 für die grauen Anteile, von 2 für die weißen entsprechen würde. Tatsächlich geben aber die besten verfügbaren In vitro-Messungen um 20—30% niedrigere Werte als die in situ berechneten. Dies dürfte vor allem mit dem veränderten Funktionszustand eines Gewebsschnittes zusammenhängen (McILWAIN 1951, OPITZ 1952).

Ein Wort ist noch zu sagen zur Verbrauchsamplitude des Gesamthirns. Die Hirnatmung erfolgt zum Unterschied von der des Skeletmuskels weitgehend kontinuierlich. Es steht demnach zu erwarten, daß maximaler und minimaler $O_2$-Verbrauch am Hirn wesentlich näher beieinander liegen als am Muskel. Der Sauerstoffnormverbrauch des Hirns in situ beträgt 3,3—3,5 cc/100 g pro Minute (KETY u. SCHMIDT 1947, GÄNSHIRT 1952, BERNSMEIER u. SIEMONS 1952, 1953a, GÄNSHIRT u. TÖNNIS 1956). Im Stadium maximaler Tätigkeit, nämlich im Pikrotoxinkrampf, steigt der Verbrauch auf 6,5 cc $O_2$/100 g pro Minute (SCHMIDT, KETY u. PENNES 1945, KETY u. SCHMIDT 1947). Im Stadium minimaler, aber schon pathologisch verminderter Tätigkeit sinkt der $O_2$-Verbrauch auf etwa 1,9 cc/100 g pro Minute ab (KETY u. SCHMIDT 1947, GÄNSHIRT u. TÖNNIS 1956). Derartige Werte finden sich im diabetischen und im Insulinkoma, in tiefer Narkose und im Koma bei intrakranieller Drucksteigerung. Während der Sauerstoffmaximalverbrauch des Hirns etwa gleich dem doppelten Normverbrauch ist, ist der Minimalverbrauch knapp die Hälfte des Normalverbrauchs, die Verbrauchsamplitude ist also gemessen an anderen Organen, insbesondere am Skeletmuskel, klein. *Neben dem Maximal-, Norm- und Minimalwert des tätigen Gehirns kennt man eine dritte Größe des Umsatzes, den sog. Struktur- oder Erhaltungsumsatz* (OPITZ u. SCHNEIDER 1950). Er liegt unter dem Minimalumsatz, erlaubt keine nervöse Tätigkeit mehr, wohl aber noch Vorgänge im Zelleigenstoffwechsel, die regressive Veränderungen der Struktur verhindern. Er ist identisch mit dem Zelleigenstoffwechsel der pathologisch-anatomischen Literatur. Die Messung des Strukturumsatzes ist am Warmblütergehirn sehr schwierig, weil das Zentralnervensystem nicht auf Strukturumsatz gebracht werden kann, ohne daß auch die Funktion von Atmung und Kreislauf gelähmt wird. Ein stationärer Zustand auf der Höhe des Strukturumsatzes ist nur möglich, wenn ein Hilfskreislauf existiert. Unter solchen Umständen wurde ein Strukturumsatz am Warmblütergehirn (Katze) gefunden, der 15% des Normalumsatzes beträgt, d. h. 0,5—0,6 cc $O_2$/100 g pro Minute (GÄNSHIRT, DRANSFELD u. ZYLKA 1952, GÄNSHIRT, KRENKEL u. ZYLKA 1954).

## 5. Zusammenfassung zu II

Unter Normalbedingungen der Durchblutung und des Sauerstoffverbrauchs am Hirn werden verstanden: 40 mm Hg alveolärer Kohlensäuredruck, 100 mm Hg mittlerer arterieller Blutdruck, 100 mm Hg alveolärer Sauerstoffdruck, 100% Bluthämoglobingehalt, 2,46—2,94 Centipoise Vollblutviscosität in vivo. Bei Zunahme der $CO_2$-Spannung (5—7% $CO_2$ in der Einatmungsluft), Abnahme der $CO_2$- Spannung auf die Hälfte (Hyperventilation), Abnahme der $O_2$-Spannung (10% $O_2$ in der Einatmungsluft) oder Zunahme des $pO_2$ (Atmung reinen Sauerstoffs) ändert sich die Hirndurchblutung, nicht aber die Sauerstoffaufnahme des Hirns. In Narkose sinkt der $O_2$-Verbrauch des Hirns, seelische Erregung steigert die Hirndurchblutung.

Unter den Methoden zur Messung der Hirndurchblutung und des Hirnsauerstoffverbrauchs hat sich in den letzten Jahren die Stickoxydultechnik von KETY u. SCHMIDT durchgesetzt. Sie ist eine indirekte, gasanalytische Methode. Die mit ihr gewonnenen Ergebnisse stimmen gut mit den auf direktem, operativen Wege erhaltenen Resultaten überein. Die Hirndurchblutung des Menschen beträgt 50 bis 60 cc Blut/100 g Hirn pro Minute, der Sauerstoffverbrauch 3,3—3,5 cc/100 g Hirn pro Minute, die arteriovenöse Sauerstoffdifferenz des Hirnblutes 6,3—6,4 Vol.-%.

Die Durchblutungsgröße einzelner Hirnareale ist im Tierversuch quantitativ bestimmbar. Die weiße Substanz erweist sich hierbei 4- bis 6mal geringer durchblutet als der Cortex cerebri.

Der Sauerstoffverbrauch einzelner Hirnregionen kann nicht in situ gemessen werden. Nach den In vitro-Ergebnissen darf angenommen werden, daß die graue Substanz 5mal mehr Sauerstoff aufnimmt als die weiße. Bei einem Verhältnis Grau zu Weiß wie 59% zu 41% kann man mit einem Sauerstoffverbrauch von 5 cc/100 g pro Minute für erstere und 1 cc/100 g pro Minute für letztere rechnen.

Die Sauerstoffverbrauchsamplitude des Hirns ist, verglichen mit der des Skeletmuskels, klein. Der Maximalverbrauch beträgt 6,5 cc $O_2$/100 g pro Minute (Pikrotoxinkrampf), der Minimalverbrauch 1,9 cc $O_2$/100 g pro Minute (Koma). Der Strukturumsatz des Hirns (Zelleigenstoffwechsel) wurde mit 0,5—0,6 cc $O_2$/100 g pro Minute bestimmt.

## III. Formen und Mechanismen der Mangelwirkungen am Hirn

### 1. Allgemeines

Die Zusammenfassung der physiologischen, biochemischen und klinischen Erkenntnisse der letzten 25 Jahre führte unter dem Stimulans der Luftfahrtmedizin vor allem in Deutschland, später auch in Nordamerika einmal zu konkreten Vorstellungen darüber, was Sauerstoffmangel ist und wie er wirkt, zum andern zur Herausarbeitung verschiedener Unterformen des Sauerstoffmangels. *1938 prägte* STRUGHOLD (RUFF u. STRUGHOLD 1939, STRUGHOLD 1944 a, b) *den Begriff der Hypoxydose, der alle diejenigen Zustände zusammenfaßt, bei denen der Ablauf der Gewebsatmung gestört ist.* Der Störung der Gewebsatmung können drei verschiedene pathophysiologische Zustände zugrunde liegen, nämlich ein *Mangel an Sauerstoff*, ein *Mangel an Nährstoff* oder ein *Wirkstoffdefekt*. Für die Zustände, bei denen der Mangel an Sauerstoff im Vordergrund steht, hat sich die Bezeichnung hypoxische Hypoxydosen eingebürgert. Die hypoxischen Hypoxydosen werden den beiden anderen Zuständen, die auch als nicht hypoxische Hypoxydosen bezeichnet werden können, gegenübergestellt. Da es sich beim Mangel an Nährstoff in erster Linie um einen Glucosemangel handelt, ist hierfür die Bezeichnung hypoglykotische Hypoxydose gebräuchlich geworden, während die Zustände von Wirkstoffdefekten

allgemein unter dem Ausdruck der dysenzymatischen Hypoxydosen zusammengefaßt werden. Da unter den dysenzymatischen Hypoxydosen die toxische Schädigung des sauerstoff- oder wasserstoffübertragenden Fermentsystems die anderen
Formen an Bedeutung weit überragt, spricht man hier auch verallgemeinernd
von histotoxischen Hypoxydosen oder geweblich gebundenem Sauerstoffmangel.

Für unsere spezielle Frage nach der Bedeutung des Sauerstoffmangels für die
Klinik der intrakraniellen Drucksteigerung stehen die *hypoxischen und die histotoxischen Hypoxydosen im Vordergrund des Interesses.* Man mag hier einwenden,
daß es für die Zelle von untergeordneter Bedeutung sei, ob die Ursache des Sauerstoffmangels in der Außenluft, dem sauerstofftransportierenden System des Körpers oder demjenigen der Zelle selbst liegt. Dieser Einwand soll schon hier ent-
kräftet werden. Es hat sich nämlich gezeigt, daß die hypoxischen Hypoxydosen
erst mit dem Beginn des Kollapses zu einer Abnahme der Gewebsatmung führen,
während bei den histotoxischen Hypoxydosen und allen übrigen nicht hypoxischen
Hypoxydosen die Gewebsatmung parallel mit den funktionellen Wirkungen absinkt, weil der Mangel an Atmungsenergie in der Zelle den Zellstoffwechsel nach-
haltiger zu stören vermag. So leidet beim geweblich bedingten Sauerstoffmangel
nicht allein die Atmung selbst, sondern auch die energiebedürftigen Resynthese-
vorgänge können nicht mehr in normalem Umfang ablaufen.

## 2. Hypoxische Hypoxydosen

**a) Arterielle Hypoxie** (absoluter Sauerstoffmangel): Wenn der Sauerstoffdruck
in der Außenluft abnimmt, spricht man von einem absoluten Sauerstoffmangel.
Unter diesen Umständen sinkt $pO_2$ auch an der atmenden Zelle. OPITZ u. SCHNEI-
DER (1950) bezeichnen diese Zustände, bei denen der Sauerstoffdruck in der Zelle
unter die Norm absinkt, als Hypoxie. *Hypoxie ist ein physikalischer Begriff, der
zugeordnete pathophysiologische Zustand ist die hypoxische Hypoxydose.* Sinkt der
Sauerstoffdruck in der Zelle so tief, daß die Zellatmung abzunehmen beginnt, so
liegt eine *kritische Hypoxie* vor.

OPITZ u. SCHNEIDER (1950) gebrauchen hierfür auch den Ausdruck Anoxie, obgleich Anoxie
streng genommen eine Senkung des intracellulären Sauerstoffdruckes auf Null bedeutet. Das
wichtigste Beispiel reiner arterieller Hypoxie ist die Höhenkrankheit. Zu ihrer experimentellen
Erzeugung dient die Unterdruckkammer oder die Atmung sauerstoffarmer Luft aus Douglas-
säcken. Auch bei Störungen der Lungentätigkeit kann es zu einer arteriellen Hypoxie kommen.

**b) Venöse Hypoxie und ihre Unterformen** (relativer Sauerstoffmangel oder Sauerstofftransportinsuffizienz): In dieser Gruppe faßt man den Mangel an Sauerstoffüberträgern und die Transporthemmung für Sauerstoff- und Stoffwechselendprodukte zusammen. OPITZ u. SCHNEIDER (1950) verwenden die Bezeichnung venöse
Hypoxie und meinen damit alle Zustände, bei denen der arterielle $O_2$-Druck normal,
der $O_2$-Druck des Capillar- und Venenblutes unter die Norm gesenkt ist. Venöse
Hypoxie ist eine physikalische Bezeichnung, die alle in dieser Gruppe vorkommenden $O_2$-Mangelzustände eindeutig umfaßt.

Bei Mangel an Sauerstoffüberträgern (Hämoglobin) spricht man von *anämi-
scher Hypoxydose,* bei CO-Vergiftung und bei Bildung von Met-Hämoglobin von
*toxicämischer Hypoxydose* als Unterform der anämischen Hypoxydose. Die venöse
Hypoxie bei Oligämie infolge Minderdurchblutung bei Blutdruckabnahme (*olig-
ämische Hypoxydose*) stellt den Übergang zu der klinisch wichtigen Form der

*asphyktischen Hypoxydose* dar. Das Wesen der asphyktischen Hypoxydose (stagnant anoxia) ist eine venöse Hypoxie, bei der gleichzeitig auch der Abtransport der Kohlensäure behindert ist infolge einer mechanischen Verlegung der Wege des Sauerstoffs und der Kohlensäure (Erstickung). *Diese Definition beschränkt den Begriff der asphyktischen Hypoxydose nicht nur auf Passagehindernisse in den Atemwegen und im intravasalen Gastransport, sie schließt auch Diffusions- bzw. Permeationshindernisse zwischen Capillare und atmendem Substrat der Zelle ein.* Wir werden später diesen Sauerstoffmangelmechanismus im Hinblick auf die Versorgungsstörung beim Hirnödem eingehend zu betrachten haben.

Eine klinisch bedeutsame Unterform der asphyktischen Hypoxydose ist die *ischämische Hypoxydose.* Bei dieser Form ist sowohl infolge örtlicher oder allgemeiner Blutflußbehinderung der $O_2$-Druck im Capillar- und Venenblut gesenkt (venöse Hypoxie) und der Transport der Kohlensäure und anderer Stoffwechselendprodukte erschwert, es ist aber auch der Antransport von Glucose behindert und der Wasseraustausch beeinträchtigt. *Die ischämische Hypoxydose setzt demnach eine Sauerstoff- und Nährstofftransportinsuffizienz und eine Störung der Spülfunktion des Blutes voraus.*

Die Ischämie ist zwar die klinisch wichtigste, weil häufigste Form des Sauerstoffmangels überhaupt. Die Voraussetzung einer gestörten Sauerstoff- und Nährstoffversorgung und einer Beeinträchtigung der Spülfunktion kann aber auch ohne Ischämie gegeben sein, wenn die räumliche Distanz zwischen Capillare und Atmungsträgern in der Zelle zunimmt. Wenn man von einer ischämischen Hypoxydose spricht, so sollte man sich bewußt sein, daß dieser Begriff bereits ein ätiologisches Moment beinhaltet. Die Unterordnung der ischämischen unter die asphyktische Hypoxydose, wie dies OPITZ u. SCHNEIDER (1950) tun, besteht zu recht, eine Koordinierung beider Begriffe (BECKER 1954) sollte der Klarheit halber vermieden werden.

Wenn die bisher beschriebenen Formen des Sauerstoffmangels unter dem Oberbegriff der Hypoxie zusammengefaßt wurden, so bedeutet dies nicht ein bloßes Übereinkommen in der Namengebung, sondern hat einen wesentlichen sachlichen Grund in der guten Korrelation zwischen dem Grad der venösen Hypoxie aller dieser Mangelformen — gemessen als $pO_2$ venös — und dem Grad der Mangelwirkungen. Bei gleichem Sauerstoffdruck im Gehirnvenenblut sind die hypoxischen Wirkungen dieselben, wobei es fast gleichgültig ist, auf welchem Wege die Hypoxie herbeigeführt wurde. Diese Erkenntnis verdanken wir vor allem den Untersuchungen von NOELL u. SCHNEIDER (1942b, 1944). Unter Mangelwirkungen sind dabei nicht nur Gefäßdilatation und Bewußtseinsstörung, sondern auch chemische Veränderungen zu verstehen (STONE, WEBSTER, KOPALA u. GURDJIAN 1946).

### 3. Nicht hypoxische Hypoxydosen

Die Formen der Beeinträchtigung der biologischen Oxydation durch Mangel an Nährstoff und durch Wirkstoffdefekt werden als nicht hypoxische Hypoxydosen den hypoxischen gegenübergestellt. Das wichtigste klinische Beispiel eines Glukosemangels, der zu einer *hypoglykotischen Hypoxydose* des Gehirns (aglycidic anoxia) führen kann, ist die Hypoglykämie im Insulinschock. *Ein Mangel an Sauerstoff besteht hierbei nicht.* Dies unterscheidet die hypoglykotische von der ischämischen Hypoxydose, bei der zwar auch die Glucoseversorgung gestört ist, der Sauerstoffmangel und die Metabolitanhäufung aber weit im Vordergrund stehen.

Die *dysenzymatischen Hypoxydosen* lassen sich unterteilen in solche, bei denen ein Ferment- oder Vitaminmangel im Gewebe vorliegt — Beispiel Beri-Beri — und solche, die durch Vergiftung des sauerstoff- oder wasserstoffübertragenden Fermentsystems zustande kommen. Zu diesen gehört die Blausäurevergiftung, vielleicht auch die Narkose. Ein wesentlicher Teil des klinischen Bildes der Verbrennung beruht sicher auf einer gewebstoxisch bedingten Hypoxydose. Die Wirkung von Bakterientoxinen und von Tumorabbauprodukten ist wahrscheinlich eine gewebstoxische im Sinne einer Störung des Fermentsystems der Zellatmung. Ob die zentralen Wirkungen der Phenothiazine ebenfalls gewebstoxische sind, ist noch umstritten. Hinweise auf eine solche Wirkung lassen sich bislang in vitro erbringen (GÄNSHIRT u. BRILMAYER 1954), nicht am Gehirn in situ (FROWEIN, HIRSCH, KAYSER u. KRENKEL 1955). *Bei dieser sog. histotoxischen Hypoxydose liegt wiederum ein Mangel an Sauerstoff nicht vor,* der Sauerstoff gelangt vielmehr nicht ans Substrat, es resultiert ein Mangel an Atmungsenergie. Hierin liegt höchstwahrscheinlich der Grund, warum bei den nicht hypoxischen Hypoxydosen eine Verminderung des $O_2$-Angebots mit einer Senkung des Sauerstoffbedarfs einhergeht und die Gewebsatmung parallel zu den funktionellen Wirkungen gesenkt wird. Die hypoxischen Hypoxydosen weisen im Gegensatz hierzu eine $O_2$-Verbrauchsabnahme erst unterhalb eines venösen $O_2$-Druckes von 19 mm Hg auf.

J. BARCROFT (1927), der Altmeister der Lehre von der Bedeutung des Sauerstoffmangels, hat einige Formen der Sauerstoffmangelzustände anschaulich mit den Störungen der Milchversorgung einer Stadt verglichen. Im Falle des absoluten Sauerstoffmangels, der arteriellen Hypoxie, ist die Lage der Zelle vergleichbar dem Zustand einer Stadt, deren Milchversorgung ungenügend ist, weil die Bauern zu wenig Kühe besitzen. Die venöse Hypoxie (relativer Sauerstoffmangel) ist vergleichbar der Lage einer Stadt, in der die Händler die Milch verwässern (Anämie) oder nicht zum Verbraucher hintragen (Asphyxie, Ischämie). BECKER (1954) erweiterte kürzlich dieses Beispiel BARCROFTS auf die dysenzymatische Hypoxydose. Diese ist vergleichbar einer Haushaltung, in der die Milch zwar angeliefert wird, aber nicht zum Verbraucher gelangen kann, weil die Haustür verschlossen ist. Es bedarf nicht allzu reicher Phantasie, diese Vergleiche BARCROFTS auf die Verhältnisse der Wasserversorgung, Entwässerung und Müllabfuhr einer Stadt auszudehnen, um für alle Unterformen der Hypoxydosen ein anschauliches Bild zu erhalten.

## 4. Zusammenfassung zu III

Die Gewebsatmung kann behindert sein durch einen Mangel an Sauerstoff, an Nährstoff oder einen Mangel bzw. Defekt im Fermentsystem. Die Mangelwirkung kann verstärkt werden, wenn gleichzeitig der Abtransport von Metaboliten beschränkt oder aufgehoben ist. Alle Zustände, bei denen die Gewebsatmung gestört ist, werden pathophysiologisch zusammengefaßt unter dem Begriff der Hypoxydose. Steht der Sauerstoffmangel im Vordergrund, so spricht man von hypoxischen Hypoxydosen und stellt diese den nicht hypoxischen (Nährstoff- und Wirkstoffmangel) gegenüber.

Den hypoxischen Hypoxydosen liegt physikalisch zugrunde eine arterielle oder venöse Hypoxie. Unter arterieller Hypoxie versteht man den äußeren, absoluten Sauerstoffmangel ($O_2$-Unterdruck in der Außenluft), bei venöser Hypoxie liegt ein Mangel an Sauerstoffüberträgern oder eine Sauerstofftransporthemmung im Organismus vor. Die venöse Hypoxie ist gekennzeichnet durch normalen $pO_2$ arteriell bei Senkung des $pO_2$ im Capillar- und Venenblut unter die Norm. Venöse Hypoxie als Folge eines Mangels an $O_2$-Überträgern wird verursacht durch Anämien und manche Toxikämien. Zur venösen Hypoxie durch eine Sauerstofftransportinsuffizienz kommt es bei der asphyktischen und ischämischen Hypoxydose. Unter Transporthemmung des Sauerstoffs ist demnach nicht nur jene innerhalb der Gefäßbahn zu verstehen, auch die Transporthemmung in den Luftwegen (Trachea,

Bronchien, Alveolen) führt zu einer asphyktischen Hypoxydose und — wie später gezeigt wird — auch Diffusions- und Permeationshindernisse im Gewebe selbst. Die schwerste Form einer hypoxischen Hypoxydose ist die ischämische, weil hier ein Mangel an Sauerstoff und Nährstoff, eine Ansammlung von Kohlensäure (Hypercapnie) und Milchsäure (anaerobe Glykolyse, Aufhebung des Spüleffekts) und eine Behinderung des Wasseraustauschs besteht. Allen hypoxischen Hypoxydosen ist gemeinsam, daß sie bei gleichem Sauerstoffdruck im Gehirnvenenblut annähernd gleiche hypoxische Wirkungen entfalten. Eine $O_2$-Verbrauchsabnahme im Gewebe tritt dann ein, wenn der Sauerstoffdruck auf 19 mm Hg abgefallen ist.

Unter den nicht hypoxischen Hypoxydosen sind zu unterscheiden diejenigen bei Nährstoffmangel (hypoglykotische Hypoxydose) und die sog. dysenzymatischen (Wirkstoffmangel). Die klinisch wichtigste Form der dysenzymatischen Hypoxydosen ist die bei Fermentschädigung auftretende histotoxische Hypoxydose. Die Sauerstoffverbrauchsabnahme im Gewebe geht bei den nicht hypoxischen Hypoxydosen parallel der Abnahme des Sauerstoffangebots, weil bei diesen Formen zwar kein Mangel an Sauerstoff vorliegt, $O_2$ aber nicht ans Substrat gelangt und somit ein Mangel an Atmungsenergie resultiert.

## IV. Die Vulnerabilität des Gehirns

### 1. Definition, Vulnerabilität und Wiederbelebungszeit

Der Untersuchung der Sauerstoffversorgung, der Genese und der Formen der Sauerstoffmangelzustände muß sich eine Untersuchung der Vulnerabilität des Hirns auf Sauerstoffmangel anschließen. *Vulnerabilität ist ein pathologisch-anatomischer Begriff, hervorgegangen aus der Erkenntnis, daß für ein und dieselbe Noxe nicht alle Organe und innerhalb eines Organs nicht alle Teile gleichermaßen empfindlich sind.* Es steht zu erwarten, daß die Vulnerabilität des Hirns einmal verschieden sein wird hinsichtlich des Mechanismus einer Sauerstoffmangelbelastung, zum andern unterschiedlich ist zwischen den einzelnen Hirnregionen.

Wird ein Warmblüterorganismus einem Sauerstoffmangel ausgesetzt, so scheint es zunächst, als könne das Hirn diesem länger widerstehen als andere Organe, auch länger als dies das Herz und die Leber vermögen. Diese Langlebigkeit verdankt das Gehirn aber nicht einer besonderen geweblichen Widerstandsfähigkeit gegenüber Sauerstoffmangel, sondern den *Schutzeinrichtungen des Organismus*, d. h. den Presso- und Chemoreceptoren und den im Zentralorgan selbst gelegenen Steuerungseinrichtungen für den Kreislauf und die Atmung. OPITZ u. SCHNEIDER (1950) sprechen in diesem Zusammenhang vom *Gehirn als dem Hauptnutznießer der Kreislauf- und Atmungsregulation.* Wo die Schutzeinrichtungen des Kreislaufs dem Gehirn nicht mehr zugute kommen, erweist es sich — wenn man die Retina einbezieht — als das verletzlichste Organ des Körpers überhaupt. Versuchsanordnungen, die dies demonstrieren, sind die in vitro-Atmung von Schnitten (DICKENS u. GREVILLE 1933, MACFARLANE u. WEIL-MALHERBE 1941, STEARNS, GREENBLATT, CANZANELLI u. RAPPORT 1941) und die in situ-Experimente am isolierten Kopf (HEYMANS, JOURDAN u. NOWAK 1934, HEYMANS u. BOUCKAERT 1935, HEYMANS, JOURDAN, NOWAK u. FARBER 1937, GÄNSHIRT, SEVERIN u. ZYLKA 1952b, GÄNSHIRT u. ZYLKA 1952a, GÄNSHIRT, DRANSFELD u. ZYLKA 1952).

*Mit dem Begriff der Vulnerabilität deckt sich im Bereich der Physiologie am besten jener der Wiederbelebungszeit* (revival time) (OPITZ 1952). Die Wiederbelebungszeit ist die Frist, die eine Versorgungsunterbrechung — Ischämie, Anoxie, Asphyxie — längstens andauern darf, damit eine völlige Wiederbelebung eben noch möglich ist; dies sind 4—5 min für das Gehirn des Warmblüters, gemessen an den bioelektrischen Spontanschwankungen (GÄNSHIRT u. ZYLKA 1952 a).

Aus 2 Gründen ist es schwer, die Wiederbelebungszeit exakt zu messen. Der erste Grund ist ein sachlicher. Es gilt nämlich, zwischen einer bekannten Zeit, z. B. der einer Ischämie, nach der komplette Wiederbelebung eintritt, und einer anderen, längeren Zeit, nach der sie nicht mehr erfolgt, die gesuchte Zeit zu finden. Die zweite Schwierigkeit ist eine methodische. Beginn und Ende einer Sauerstoffmangelbelastung müssen zeitlich gut fixierbar sein. Diese Voraussetzung ist nur gegeben bei der Belastung mit Ischämie, die experimentell mit verhältnismäßig einfachen Mitteln perakut gesetzt werden (Dekapitation, Halsmanschette, Aorten- oder Pulmonalisverschluß) und ebenso rasch und vollständig wieder rückgängig gemacht werden kann, was allerdings einen nicht unerheblichen methodischen Aufwand erfordert (Spendertier, mechanischer Hilfskreislauf). Bei der Anoxie (Stickstoffatmung) oder der Asphyxie (Trachealverschluß, $CO_2$-Atmung) ist das Luftpolster der Lunge vorgeschaltet, dessen Sauerstoffreserven sich verhältnismäßig langsam erschöpfen bzw. auffüllen, so daß der Eintritt des Versorgungsmangels allmählich erfolgt und ebenso allmählich verschwindet, was eine zeitliche Fixierung erschwert. Auch lokale Ausschaltung des blausäureempfindlichen Cytochromsystems zwecks Erzeugung einer Anoxie, wie dies NOELL (1948) durchgeführt hat, vermag diese Schwierigkeit nicht völlig zu umgehen, weil bei Hemmung der Oxydation durch HCN noch etwa 5% des Elektronentransports im Nervengewebe über die nicht eisenhaltigen Fermente läuft.

Trotz dieser Einschränkungen erweisen die bisher vorliegenden experimentellen Befunde eindeutig, daß die Wiederbelebungszeit bei Belastung mit Ischämie kürzer ist als jene bei Belastung mit Anoxie. Dies stand zu erwarten, da Glucoseversorgung und Spüleffekt in der Anoxie erhalten bleiben. Das Gewebe ist imstande, aus Glucose auch anaerob Energie zu gewinnen und die dabei vermehrt anfallende Milchsäure kann unbehindert abtransportiert werden, solange der Kreislauf funktioniert.

Es mag an dieser Stelle interessieren, welche Bedeutung dem Spüleffekt unter solchen Umständen zukommt. AYKUT u. WINTERSTEIN (1950a, b) konnten durch Spülung mit sauerstofffreier Ringerlösung den anoxischen Froschnerven über Stunden hin leitfähig erhalten. Spülung des Warmblütergehirns über die Blutbahn mit $O_2$-freier Macrodexlösung während einer Unterbrechung der Blutzufuhr von 1 min hat jedoch einen enttäuschend geringen, wenn überhaupt einen verlängernden Einfluß auf die Wiederbelebungszeit (GÄNSHIRT, KRENKEL u. ZYLKA 1952). Zum Unterschied vom Kaltblüternerven ist der Spüleffekt am Warmblüterhirn anscheinend von untergeordneter Bedeutung. Der Grund hierfür ist weniger darin zu suchen, daß die Metabolite anaerober Verbrennung schlecht oder nicht diffusibel sind, sondern in der per se kurzen Wiederbelebungszeit des Hirns, die eine Ansammlung von Stoffwechselendprodukten in der Anaerobiose in einem Umfang, der durch Spülung verringert werden könnte, erst gar nicht aufkommen läßt.

Auch die Wiederbelebungszeit bei Asphyxie ist länger als die bei Ischämie, wahrscheinlich ist sie auch länger als die bei Anoxie (GÄNSHIRT, SEVERIN u. ZYLKA 1952). Gemessen an der Atmungsfunktion der Ratte ergibt sich nämlich ein die Wiederbelebungszeit verlängernder Einfluß der Kohlensäure, der mit einer Vasodilatation und Blutfülle im Gehirn, mit einem direkten synaptischen Antrieb der Kohlensäure über die Chemoreceptoren von Carotissinus und Aorta (NOELL u. SCHNEIDER 1948b), einem unmittelbaren Effekt von $CO_2$ auf das Atemzentrum, verbunden mit einer Erregbarkeitssteigerung dieses Zentrums (GOLLWITZER-MEIER 1947) erklärt werden kann.

## 2. Überlebenszeit. Erholungslatenz und Erholungszeit.
### Das mathematische Korrelat des Begriffes: Vulnerabilität des Gehirns

Neben der Wiederbelebungszeit kennt die Physiologie den Begriff der Überlebenszeit (survival time, Lähmungszeit, Funktionszeit), den der Erholungslatenz und der Erholungszeit (recovery time). Die Frist vom Beginn einer Anoxie bis zur Lähmung der zentralnervösen Funktion bezeichnete GERARD (1938) als „survival time". NOELL (1948) übernahm die Bezeichnung als „Überlebenszeit" in die deutsche Literatur. OPITZ u. THORN (1949) machten den Einwand, daß das Leben länger währe als der Verlust einer Funktion, und schlugen den Ausdruck „Lähmungszeit" vor. Die am besten zutreffende Bezeichnung ist indessen die von BLASIUS (1950, 1953) gebrauchte „Funktionszeit", denn es wird tatsächlich die Zeit gemessen, innerhalb der eine Funktion noch vorhanden ist und sie bezieht sich auf die jeweils geprüfte Funktion. Die Erholungszeit kennzeichnet die Frist vom Wiederingangkommen der Blutzufuhr nach Ischämie bzw. der Sauerstoffzufuhr nach Anoxie oder Asphyxie bis zum Eintritt der völligen Wiederherstellung der Funktion. Da der Zeitpunkt der völligen Erholung wegen des allmählichen Übergangs nur ungenau experimentell zu fassen ist, schlugen OPITZ u. THORN (1949) vor, eine zweite, den Erholungsvorgang charakterisierende Zeit einzuführen, die Erholungslatenz. Unter dieser versteht man die Frist, die das Gehirn benötigt, nach Ende einer Ischämie, Anoxie oder Asphyxie seine Funktion oder Erregbarkeit wieder zu gewinnen. Der Zeitpunkt der Rückkehr der allerdings noch nicht restituierten Funktion ist in wesentlich engeren Grenzen zu bestimmen als der fließende Übergang in die Normalisierung. Schließlich ist es noch möglich, die Zeit der gelähmten Funktion, d. h. die Frist vom Erlöschen bis zur Rückkehr einer Funktion zu betrachten. Man bezeichnet diese als Scheintodeszeit.

*Der Physiologie und Biochemie ist lange bekannt, daß diese Zeiten nicht in einer einfachen Abhängigkeit stehen vom Sauerstoffvorrat im Gewebe.* Diese Tatsache verdient besondere Beachtung, weil sie in der Klinik häufig übersehen wird. So ist etwa 5—8 sec nach perakuter Absperrung der Blutzufuhr zum Hirn der Sauerstoffvorrat erschöpft, erst nach 8—12 sec schwindet das Bewußtsein, das Auftreten von Krämpfen erfolgt bereits unter anaeroben Bedingungen (LUFT u. OPITZ, zit. nach OPITZ u. SCHNEIDER 1950), die elektrischen Spontanschwankungen sowohl wie die Aktionspotentiale des Gehirns verschwinden erst 15—20 sec nach perakuter Ischämie (SUGAR u. GERARD 1938, NOELL u. KORNMÜLLER 1944, GÄNSHIRT u. ZYLKA 1952 b). Überlebenszeit und Wiederbelebungszeit des Gehirns sind demnach überwiegend Ausdruck für die Fähigkeit des Gewebes, anaerob zu leben. Chemisch gesehen wird die Überlebenszeit bestimmt in geringem Umfang von den aeroben, in viel größerem von den anaeroben Energiereserven, vom Energiebedarf des Gewebes und von der Resistenz des Gewebes gegenüber anaeroben Spaltprodukten. Der Sauerstoffvorrat nimmt Einfluß auf die Überlebenszeit aber dann, wenn diese unter Sauerstoff- und Glucosemangelbedingungen geprüft wird (GÄNSHIRT, SEVERIN u. ZYLKA 1952 a, GÄNSHIRT u. ZYLKA 1952 b). Andererseits dauert die Erholung wesentlich länger als der Sauerstoff Zeit benötigt, in die Zelle hinein zu diffundieren (GERARD 1927, LUFT u. OPITZ, zit. nach OPITZ u. SCHNEIDER 1950).

Zwischen Wiederbelebungszeit des Gehirns, Überlebenszeit, Erholungslatenz und Erholungszeit bestehen feste, mathematisch definierbare Beziehungen. So steht die Überlebenszeit in einer positiven Korrelation zur Wiederbelebungszeit und in einer negativen zur Erholungslatenz und Erholungszeit, die beiden letzteren stehen untereinander in einer positiven Korrelation (GÄNSHIRT u. ZYKLA 1952 a, b). Sind die mathematischen Funktionen bekannt, so lassen sich — Ausnahmen treten auf bei niedrigen Temperaturen (GÄNSHIRT, HIRSCH, KRENKEL, SCHNEIDER u. ZYKLA 1954) — aus einer experimentell bestimmten Zeit die anderen

Zeiten errechnen. Damit gelingt es, über die Vulnerabilität des Gehirns unter verschiedensten Voraussetzungen auf verhältnismäßig einfachem Wege Aufschluß zu erhalten.

Es ist leicht einzusehen, daß die Überlebenszeit zwar in einfacher Beziehung zur Wiederbelebungszeit steht, denn es gibt für jedes Gehirn unter physiologischen Voraussetzungen nur eine Überlebenszeit und nur eine Wiederbelebungszeit. Es gibt aber unendlich viele Erholungslatenzen und Erholungszeiten, weil diese Zeiten abhängige Variablen der Zeiten unterbrochener Versorgung sind. BLASIUS (1940) zeigte für das Rückenmark des Kaninchens und wir (GÄNSHIRT u. ZYLKA 1952a) für das Gehirn der Katze, daß die Beziehung Ischämiezeit — Erholungszeit sich in einer Exponentialfunktion der Form

$$y = e^{ax + b} + K$$

ausdrücken läßt. $y$ ist die Erholungszeit, $e$ die Basis des natürlichen Logarithmus, die Exponenten $a$ und $b$ kennzeichnen die Steigung der Erholungszeitkurve, die Konstante $K$ legt die Lage der Kurve im Koordinatensystem fest und der Exponent $x$ gibt die jeweilige Dauer der Ischämie an. Die für den Kurvenverlauf entscheidende Größe ist der Exponent $a$. Vereinfacht läßt sich deshalb die Gleichung auch schreiben

$$y = e^{ax}.$$

Der Exponent $a$ ist unter gleichen Voraussetzungen am Warmblüterrückenmark und Warmblüterhirn auffallend konstant, für mittlere Narkosetiefe fand BLASIUS (1950) am Rückenmark für $a = 0,052$, wir selbst (GÄNSHIRT u. ZYLKA 1952a, GÄNSHIRT, SEVERIN u. ZYLKA 1952b) am Gehirn $a = 0,050$. Der Exponent $a$ variiert, wie die Gleichung erkennen läßt, nicht mehr mit $x$, ist also unabhängig von der Dauer der Belastung, er variiert aber mit der Narkosetiefe (BLASIUS 1950), mit den Parametern des Kreislaufs vor der Belastung (GÄNSHIRT u. ZYLKA 1952b) und mit der Größe des Erholungsrückstandes bei wiederholten Belastungen (GÄNSHIRT, DRANSFELD u. ZYLKA 1952). Mit Recht spricht BLASIUS (1950) von dem Exponenten $a$ als dem *Zustandskoeffizienten der Nervenzelle*. Wir möchten diese Definition noch weiterführen und in den Koeffizienten $a$ und $b$ sowie in der Konstanten $K$ den *mathematischen Ausdruck des morphologischen Begriffs der Vulnerabilität* sehen. Unter gleichen Voraussetzungen würde die Größe dieser Koeffizienten und Konstanten ein Maß für die Vulnerabilität bei verschiedenen Sauerstoffmangelbelastungen geben, bei gleichbleibender Belastung geben sie quantitativ Aufschluß über den Zustand der Nervenzelle unter variablen Voraussetzungen und über die Empfindlichkeit der nervösen Elemente in verschiedenen Regionen des Zentralnervensystems. Vorerst hemmen die besonderen experimentellen Schwierigkeiten indessen noch die Forschung auf diesem Gebiet der Neurophysiologie.

## 3. Vulnerabilität verschiedener zentralnervöser Gebiete

BROWN-SÉQUARD (1858) machte vor einem Jahrhundert die Entdeckung, daß von einer vorübergehenden Unterbrechung der Blutzufuhr nicht alle Teile des Nervensystems gleichermaßen betroffen werden. Das Gehirn sei am empfindlichsten, es folgten Medulla oblongata, Rückenmark und periphere Nerven. 1866 berichtete VULPIAN über Experimente mit Stillegung des Herzens und Erzeugung einer Hirnanämie, bei denen sich die bulbären Zentren widerstandsfähiger als die Hirnrinde erwiesen. Lange bekannt ist auch die hohe Widerstandsfähigkeit neugeborener Tiere gegenüber Anoxie (BOYLE 1725, BERT 1870, KABAT u. DENNIS 1939, FAZEKAS, ALEXANDER u. HIMWICH 1941, GLASS, SNYDER u. WEBSTER 1944, GRENELL 1953).

Überblickt man die bis heute sehr umfangreiche Literatur auf diesem Gebiet, wie dies C. HEYMANS (1950) tat, so stellt man zunächst fest, daß die experimentellen Bedingungen sehr verschiedenartig waren. Es wurden sehr verschiedene Tierspecies untersucht, das Alter der Versuchstiere variierte erheblich, der Entzug des Sauerstoffs war nicht immer komplett, die geprüften Funktionen waren vielfältig und wurden häufig mit Lokalisationen identifiziert.

HEYMANS hat bei vorsichtiger Auswertung der Ergebnisse, vor allem jener seiner eigenen Schule, die Wiederbelebungszeit einiger einfach zu prüfender Funktionen des Zentralnervensystems für Ischämie mitgeteilt. Für die corticalen Zentren liege diese Zeit bei 5 min, für den Corneal- und Pupillenreflex bei 5—10 min, für die Regulationsareale des Herzens, der Vasomotoren und der Atmung bei 15—30 min. Diese im Vergleich mit neueren Untersuchungen auffallend langen Wiederbelebungszeiten dürften durch einen Restkreislauf und vielleicht durch ein Absinken der Körper-, Blut- und Gehirntemperatur im Verlauf des Experimentes und während des Zirkulationsstops zustande gekommen sein. Die in vitro-Forschung bestätigte zwar einen geringeren Sauerstoffverbrauch der Medulla oblongata, verglichen mit dem der Hirnrinde und der basalen Ganglien (CRAIG u. BEECHER 1943, CHESLER u. HIMWICH 1944), was jedoch nicht besagt, daß ein Unterschied in der Atmungsgröße zwischen einer Ganglienzelle in der Rinde oder im Thalamus und einer solchen im verlängerten Mark angenommen werden muß, weil die Zahl der Ganglienzellen pro Gewichtseinheit Gewebe in verschiedenen Hirnregionen unterschiedlich ist.

HALDANE (1927) und BARCROFT (1927) und später GELLHORN u. KRAINES (1937) und McFARLAND (1939) wiesen darauf hin, daß *die höchsten geistigen Funktionen unter einer Anoxie als erste leiden.* Daß sie sich auch am spätesten erholen, konnte Fox (1949) an Hand eines klinischen Falles mit zeitlich befristetem Herzstillstand belegen. Er beobachtete eine frühe Erholung der Reflexerregbarkeit und langanhaltende Seh- und sensible Störung. Wenn auch für die Beurteilung eines Leistungsabbaus sowohl wie eines Leistungsaufbaus die Zahl gut faßbarer Zwischenstufen eine Rolle spielen mag, diese also von methodischen Faktoren abhängen kann, gehen wir mit NOELL (1948) darin einig, daß *für die Störbarkeit und die Erholung zentralnervöser Leistungen deren Funktionsaufbau entscheidend* ist.

Eine gewisse Verwirrung wurde dadurch hervorgerufen, daß man versuchte, Wiederbelebungszeit einer Funktion und morphologische Vulnerabilität eines zentralnervösen Gebietes gleichzusetzen. Es wäre auch verwunderlich, wenn dieser Denkfehler der klassischen Hirnpathologie vor einem speziellen Gebiet der Physiologie haltgemacht hätte. Zwischen anatomischer Vulnerabilität, einfachster Funktion und Leistung müssen zwar definierbare Relationen bestehen, denn Leistungen sind komplexe Funktionen und Funktionen sind an Struktur gebunden. Die Beziehungen sind jedoch mathematisch gesehen nicht additive und subtraktive, sondern höher funktionale. Wenn die Kybernetik auch vielerorts als geistreiche Spielerei betrachtet wird, so hat sie doch bisher bewiesen, daß auch primitive zentralnervöse Leistungen nur nachzuahmen sind mittels äußerst komplizierter elektronischer Anordnungen, deren Hauptanwendungsgebiet nicht nur rein zufällig in der Bearbeitung von Problemen der höheren Mathematik liegt.

Die Kenntnis spontaner elektrischer Potentialschwankungen im Gehirn ist auch für die Klärung der Frage der Vulnerabilität verschiedener Hirnregionen herangezogen worden. Die Registrierung der elektrischen Spontanaktivität besitzt einige wesentliche Vorteile gegenüber der Registrierung von Reflexen, Regulationen oder Chronaxien, die früher üblich waren. Einmal ist jedes beliebige Gebiet, inzwischen auch einzelne Nervenzellen selbst der Untersuchung zugänglich. Die Aufzeichnung erfolgt kontinuierlich, die Ableitung selbst wirkt nicht als Reiz, beansprucht deshalb keine zusätzliche nervöse Tätigkeit und hat nicht mit Refraktärerscheinungen zu rechnen. Schließlich sind die Parameter auf einfache Weise konstant zu halten und damit leicht reproduzierbar. SUGAR u. GERARD (1938) sind als erste topischen Differenzen der hirnelektrischen Spontanaktivität nachgegangen und berichteten über eine zunehmende Widerstandsfähigkeit von der Großhirnrinde bis zur Medulla oblongata bei Unterbrechung der Blutzufuhr zum Hirn. Wir selbst (GÄNSHIRT, DRANSFELD u. ZYLKA) haben die Frage 1952 aufgegriffen und konnten die Befunde GERARDs nicht in allen Punkten bestätigen.

Sorgt man nämlich für die *Ausschaltung eines Restkreislaufs zum Gehirn,* wie wir dies mit Hilfe des völlig isolierten, dekapitierten Kopfes unter Anwendung eines Spendertieres erreichten, und schafft man damit die Voraussetzungen, die gerade für die Bearbeitung dieses Problems unumgänglich sind, so finden sich keine Unterschiede in der Wiederbelebungszeit zwischen Großhirnrinde, subcorticalen Ganglien und Mesencephalon, wenn der Durchblutungsstop perakut gesetzt wird. *Auffallend lange Wiederbelebungszeiten zeigten die Medulla oblongata und die Kleinhirnrinde* (Abb. 2). Wir möchten mit C. HEYMANS (1950) annehmen, daß der Unterschied in der Empfindlichkeit auf Sauerstoffmangel zwischen Rinde und verlängertem Mark nicht oder nicht nur auf quantitative Differenzen im Stoffwechsel der Gewebe zurückgeführt werden kann, sondern wesentlich in der reflektorischen Erregung der medullären Zentren durch die äußerst sauerstoffmangelempfindlichen Chemoreceptoren in Aortenbogen und Carotissinus seine Ursache hat. Die hohe Widerstandsfähigkeit der Cerebellumpotentiale im Sauerstoffmangel, die übrigens einer ähnlich hohen Widerstandsfähigkeit im Elektrokrampf (JUNG 1949), aber einer besonders großen morphologischen Empfindlichkeit bestimmter cerebellärer Strukturen gegenübersteht (WEINBERGER, GIBBON u. GIBBON 1940, ALTMANN u. SCHUBOTHE 1942), mag darauf beruhen, daß die elektrische Kleinhirnaktivität ihrem Wesen nach etwas anderes ist als die des Großhirns. Kleinhirnpotentiale sind fluktuierende, sich nicht ausbreitende Membranpotentiale und unterscheiden sich damit qualitativ von den Potentialen des Großhirns (ADRIAN 1947, BREMER 1949).

## 4. Unvollständige und zeitlich befristete Wiederbelebung

Bisher wurde unter der Wiederbelebungszeit die Frist eines vollständigen Entzuges von Sauerstoff verstanden, nach der Erholung ohne bleibende Funktionsausfälle eben noch möglich ist, also die sog. komplette Wiederbelebungszeit. In der Pathophysiologie spielt darüber hinaus die *Wiederbelebung mit irreversibler Schädigung* eine Rolle, die inkomplette oder unvollständige Wiederbelebung. Die Entstehung einer irreparablen Schädigung ist einmal so denkbar, daß weniger widerstandsfähige Ganglienzellen einen Sauerstoffmangel nicht überleben, widerstandsfähigere sich vollkommen erholen. An Stelle einer unterschiedlichen Empfindlichkeit von Ganglienzellen des Gehirns auf Sauerstoffmangel, gegen die die vorerwähnten experimentellen Ergebnisse sprechen, ist die Annahme plausibler, daß Zirkulationsstörungen, auch wenn sie extrakraniellen Ursprungs sind, nicht alle Teile des Gehirns gleichmäßig betreffen. So überleben Teile des Mittelhirns und die basalen Ganglien bei bloßer Drosselung der Blutzufuhr wesentlich länger als die Großhirnrinde, während gleich lange Überlebenszeiten registriert werden bei komplettem, perakutem Blutstop (Abb. 2) (GÄNSHIRT, DRANSFELD u. ZYLKA 1952). *Die Hirnrinde ist bei Mangeldurchblutung demnach schlechter gestellt als die großen basalen Kerngebiete und das Mittelhirn,* mit regionalen Unterschieden in der Versorgung muß im Falle der Mangeldurchblutung gerechnet werden.

Die dritte Form einer Wiederherstellung ist die *zeitlich befristete.* Nach anfänglicher Wiederherstellung der Funktion erlischt diese nach kürzerer oder längerer Zeit irreversibel. Die zeitlich befristete Wiederbelebung des Gehirns spielt sicher in der operativen Medizin und dort besonders in der Neurochirurgie keine geringe Rolle, wenngleich sie ihrem Wesen nach häufig verkannt wird, weil die Annahme, daß neue Störfaktoren wirksam geworden seien, zu nahe liegt, als daß man sich des Phänomens als solchem, dessen Existenz experimentell fundiert ist, bewußt wäre. Zeitlich befristet wiederbelebbar sind nicht nur vitale Funktionen, sondern auch nicht unmittelbar lebensnotwendige. Am Rückenmark konnte VAN HARREVELD (1939) zum Beispiel die Erholung von Eigenreflexen nach einer 55 min dauernden Ischämie für die Zeit von 48 Std beobachten, wonach irreversibler

Reflexverlust eintrat. Beobachtungen zeitlich befristeter Wiederbelebung des Gehirns oder einzelner seiner Funktionen finden sich in den oben genannten Arbeiten von C. HEYMANS und seiner Schule. Uns kam sie ebenfalls häufig zu Gesicht. Eine befriedigende Erklärung des Vorgangs ist bisher nicht gegeben worden.

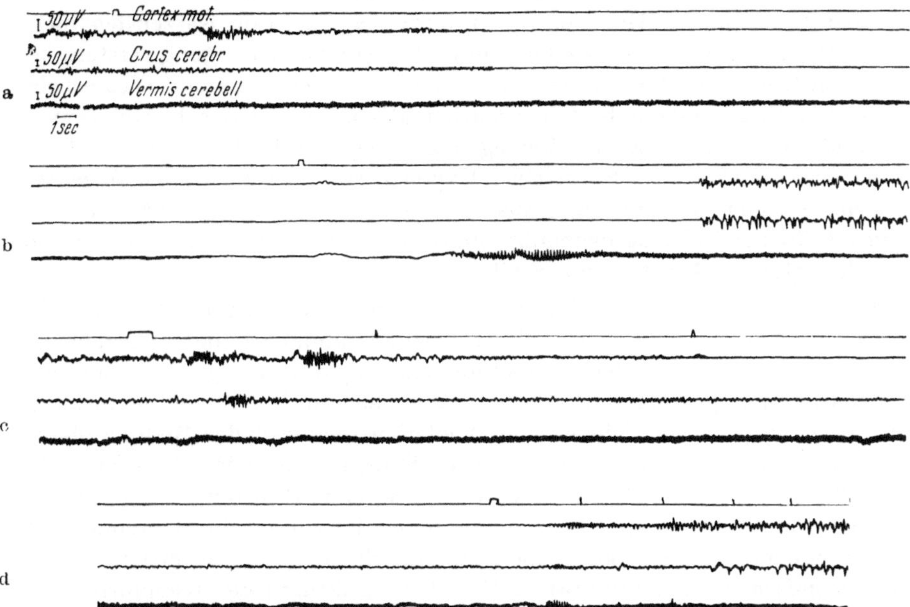


Abb. 2. Die Abbildung belegt einmal die Bedeutung einer den Erhaltungsumsatz deckenden Restdurchblutung des Gehirns für die Erholungsvorgänge, sie zeigt zum andern an der Persistenz der elektrischen Aktivität des Mittelhirns (Crus cerebri) die Dissoziation der Durchblutungsgröße zwischen Cortex und Hirnstamm bei Mangeldurchströmung (c, d) und sie demonstriert die geringe Vulnerabilität der schnellen Cerebellumpotentiale bei Blutmangel (a, b). a—b: Überlebenszeit und Erholungslatenz verschiedener Hirngebiete bei kompletter Ischämie, c—d: bei Drosselung der Hirndurchblutung auf 18% der Norm. ⎍ Blutstop bzw. Freigabe der Hirndurchblutung. ⎍ Drosselung der Hirndurchblutung auf 18% der Norm. Zwischen a und b fehlen 5 sec Registrierung. Isolierter Katzenkopf mit Spendertier. Registrierung der Durchblutung bei c, d über Wippe bei offenem Rückflußsystem (∧ = Kippung der Wippe). (Aus GÄNSHIRT, DRANSFELD u. ZYLKA, Arch. Psychiatr. Z. Neur. *189*, 109, 1952)

*Klinisch liegt das Beachtenswerte dieses Problems darin, zu erkennen, daß das Schicksal eines Kranken oft schon viel früher feststeht, als es rein eindrucksmäßig scheinen möchte, und häufig schon durch Ereignisse besiegelt wird, deren letale Bedeutung verborgen geblieben ist.*

## 5. Zusammenfassung zu IV

Das Gehirn ist der Hauptnutznießer der Kreislauf- und Atmungsregulation und scheint daher besonders langlebig zu sein. Den Schutzeinrichtungen des Kreislaufs beraubt, ist es mit der Retina das verletzlichste Organ des Körpers überhaupt.

Der morphologische Begriff der Vulnerabilität deckt sich gut mit dem physiologischen der Wiederbelebungszeit. Dies ist die Frist, die das Gehirn längstens in einer Anoxie, Ischämie oder Asphyxie aushalten kann, ohne daß irreparable Schäden nach Ablauf der Erholungszeit verbleiben. Die Wiederbelebungszeit des Hirns für Asphyxie und Anoxie ist länger als die für Ischämie, die Vulnerabilität für die beiden ersteren Versorgungsstörungen daher geringer als für die letztere, weil in

Anoxie und Asphyxie die Glucoseversorgung erhalten bleibt. Asphyxie führt daneben zu Hirngefäßdilatation, zu synaptischem Antrieb und zu Erregbarkeitssteigerung des Atemzentrums. Der sog. Spüleffekt scheint am Warmblütergehirn nur eine untergeordnete Rolle zu spielen.

Überlebenszeit und Wiederbelebungszeit sind Ausdruck für die Fähigkeit des Hirns, anaerob zu leben. Erholung zentralnervöser Funktion ist zeitlich nicht gleichbedeutend mit Wiederherstellung normaler Sauerstoffsättigung; erstere benötigt wesentlich mehr Zeit als letztere. Zwischen Überlebenszeit, Wiederbelebungszeit und Erholungszeit bestehen mathematisch definierbare Korrelationen, zwischen der Dauer einer Sauerstoffmangelbelastung und der benötigten Zeit der Erholung eine Beziehung im Sinne einer Exponentialfunktion. Die Koeffizienten dieser Funktion sind zahlenmäßiger Ausdruck der Belastbarkeit einer Nervenzelle mit Sauerstoffmangel (Zustandskoeffizienten), d. h. ein mathematisches Korrelat des morphologischen Begriffs Vulnerabilität.

Eine von der Rinde zur Medulla oblongata mehr oder weniger kontinuierliche Abnahme der Vulnerabilität des Gewebes für Sauerstoffmangel, die auf Grund von in vitro-Ergebnissen und Ischämieexperimenten mit nicht völlig ausgeschalteter Restdurchströmung postuliert wurde, ist nach neueren Experimenten unwahrscheinlich. Die längere Überlebens- und Wiederbelebungszeit der Medulla oblongata beruht im wesentlichen auf reflektorischer Erregung dieses Hirnteils durch die $O_2$- und $CO_2$-empfindlichen Chemoreceptoren. Die hohe Resistenz der spontanen elektrischen Cerebellumpotentiale wird mit deren Wesen als fluktuierende, sich nicht ausbreitende Membranpotentiale gedeutet. Sie steht im Gegensatz zu der hohen anatomischen Vulnerabilität bestimmter Strukturen des Kleinhirns. Für die Störbarkeit und Erholungsfähigkeit zentralnervöser Leistungen ist ihr Funktionsaufbau entscheidend, viel weniger ihre Lokalisation.

Aus diesen experimentell belegten Anschauungen folgt, daß die unvollständige Wiederbelebung überwiegend auf regionalen Unterschieden der Versorgung bei Mangeldurchblutung und weniger auf topischen Differenzen in der Widerstandsfähigkeit zentralnervöser Elemente beruht. Die zeitlich befristete Wiederbelebung ist ein pathophysiologisches Phänomen, dessen Wesen derzeit nicht geklärt ist, das in der Klinik aber eine weit größere Rolle spielt als gemeinhin angenommen wird.

## V. Energieumsatz des Gehirns

### 1. Das Atmungssubstrat

*Der Energiebedarf des Nervengewebes wird durch Glucose gedeckt.* Zwar phosphoryliert die im Hirn anwesende Hexokinase außer Glucose auch Fructose, Mannose und Glucosamin, die höchste Affinität besitzt sie aber für Glucose (HARPUR u. QUASTEL 1949, SLEIN, CORI u. CORI 1950, WEIL-MALHERBE u. BONE 1951). In situ verbrennt das Hirn der Katze Glucose doppelt so rasch wie Fructose. Werden beide Hexosen angeboten, so wird nahezu ausschließlich Glucose umgesetzt (GEIGER, MAGNES, TAYLOR u. WAELSCH 1949). Ergebnisse von In vitro-Versuchen sprechen zwar dafür, daß das Gehirn auch fähig ist, Fette und Proteine zu verbrennen (WARBURG, POSENER u. NEGELEIN 1924, LOEBEL 1925), es kann dieser Weg des Energiebezuges aber hier außer Betracht bleiben. Die arteriovenöse Glucosedifferenz im Hirnblut ist äquivalent der arteriovenösen Sauerstoffdifferenz, der respiratorische Quotient des Hirns ist 1,0 (GIBBS, LENNOX, NIMS u. GIBBS 1942).

Das Polysaccharid Glykogen scheint als Atmungssubstrat im Gehirn nur bedingt in Betracht zu kommen und selbst in schwerster Hypoglykämie nur einen kleinen Teil des Energiebedarfs decken zu können (KERR u. GANTHUS 1936). Im Sauerstoffmangel bleibt der Glykogengehalt des Hirns konstant. In vitro werden zwar Brenztraubensäure und Milchsäure verwertet, in situ treten diese Substanzen aber offenbar nicht in genügender Menge durch die Bluthirnschranke. Dies geht daraus hervor, daß im Insulinkoma durch Lactat oder Pyruvat die Hirnatmung nur sehr beschränkt und das Bewußtsein gar nicht beeinflußt wird, was höchstwahrscheinlich der Bluthirnschranke zur Last zu legen ist. Lediglich Glutamat scheint in der Hypoglykämie ähnliche Wirkungen entfalten zu können wie Glucose (WEIL-MALHERBE 1949). Bemerkenswert ist auch, daß zwar nicht am Hirn, wohl aber am Rückenmark von Ratte und Maus Glucose durch Pyruvat, Isocitrat, $a$-Ketoglutarat und Glutamat ersetzt werden kann. OPITZ (1952) denkt dabei an Unterschiede der Permeabilität und des funktionellen Aufbaus, welch letzterer eine nicht unterschreitbare Geschwindigkeit der Verbrennungsvorgänge erforderlich machen könnte.

*Die unmittelbar verwendbaren Reserven an veratembarem Substrat sind demnach für das Hirn wesentlich geringer als für andere Organe.* Vergleicht man die Glucosereserve mit der Sauerstoffreserve des Hirns an Hand des zeitlichen Eintritts von Mangelwirkungen, so scheint die Glucosereserve allerdings größer zu sein. Nach Dekapitation verschwindet der Sauerstoff im Gewebe innerhalb von einigen Sekunden, die freie Glucose nach 3—5 min und das Glykogen ist nach 10 min um zwei Drittel seiner ursprünglichen Menge reduziert (KERR u. GANTHUS 1937).

Ein Absinken der Hirnatmung beobachtet man bei einem wahren Glucosegehalt des Blutes von etwa 20 mg-% (SCHMIDT u. KETY 1947). Im tiefen Insulinkoma bei einem Blutzuckergehalt von 8 mg-% ist die Hirnatmung um etwa ein Drittel gesunken (KETY, LUKENS, WOODFORD, HARMEL, FRAGHAN u. SCHMIDT 1948). Veränderungen im Elektrencephalogramm treten ein, wenn der Gesamtgehalt reduzierender Substanzen in der Vena jugularis interna auf 45 mg-% abgefallen ist (LENNOX, GIBBS u. GIBBS 1938).

Der Versuch, die Glucoseversorgung des Gehirns in ähnlicher Weise zu behandeln wie die Sauerstoffversorgung ist derzeit deshalb nicht möglich, weil das Problem der Zuckerpenetration im Gewebe weitgehend unbekannt und die biochemische Frage der Verwertbarkeit von Glucose noch ungelöst ist. So muß Glucose, wenn sie die Überlebenszeit des Gehirns verlängern soll, sehr frühzeitig intravenös gegeben werden (OPITZ u. LORENZEN 1951). Andererseits entfaltet körpereigener Zucker, mobilisiert durch Adrenalin oder Glucose gemeinsam mit Insulin appliziert, eine bedeutend raschere Wirkung (GÄNSHIRT u. SEVERIN, zit. n. OPITZ u. SCHNEIDER 1950).

## 2. Zur biologischen Oxydation im Nervengewebe

Es besteht kein Grund zu der Annahme, daß das Elektronentransportsystem des Nervengewebes wesentlich von den Verhältnissen abweicht, die auf tierisches Gewebe im allgemeinen zutreffen (WEIL-MALHERBE 1952a). Die Substratverbrennung im Tierkörper erfolgt nicht auf dem Wege einer direkten Reaktion mit Sauerstoff, sondern über eine lange Reaktionskette, die von der Biochemie im Laufe der vergangenen drei Jahrzehnte einigermaßen aufgeklärt worden ist. Die Kette beginnt mit der Abspaltung von Wasserstoff aus dem Substrat durch die Dehydrasen. Die Energie wird dann an materielle Träger — Co-Fermente der Pyridinproteide oder Flavoproteide und Adenosintriphosphorsäure — gebunden innerhalb der

Zelle transportiert, um später im Warburg-Keilin-System durch Leitung bei ruhender Materie durch strukturgebundene Enzyme zum Sauerstoff weiterbewegt zu werden, wobei im Endeffekt Wasserstoff zu Wasser oxydiert wird. Der in den organischen Substanzen vorhandene Kohlenstoff wird schließlich auf dem Wege der Decarboxylierung zu $CO_2$.

*Die bei den Verbrennungsvorgängen anfallende Energie wird in energiereiches Phosphat übergeführt, dieses dient als unmittelbare Energiequelle* (LIPMANN 1941). Von den hydrierten Co-Dehydrasen bis zum Sauerstoff ist der Elektronentransport mit Phosphorylierungen verknüpft. Die oxydative Phosphorylierung bedeutet nicht nur die Ausnutzung der chemischen Energie, sie kontrolliert auch die Reaktionsgeschwindigkeiten in der Zelle. Neben der fortlaufenden Bereitstellung von organischem Phosphat, Phosphataccceptoren, phosphorylierenden und dephosphorylierenden Enzymen müssen die energiereichen Phosphatbindungen fortlaufend entladen werden.

Der Abbau der Glucose erfolgt auch im Gehirn nach dem Embden-Meyerhofschen Schema und ist phosphorylierend. Die Gründe, die zur historisch gewordenen Diskussion eines nicht phosphorylierenden Mechanismus im Hirn geführt hatten, wurden kürzlich von WEIL-MALHERBE (1952a) noch einmal aufgezeigt. Auf der Ebene der Brenztraubensäure trennen sich anaerobe und aerobe Glykolyse. Beim anaeroben Abbau entsteht aus Brenztraubensäure durch Hydrierung Milchsäure, die Oxydation der Brenztraubensäure erfolgt auch im Nervengewebe durch Einfädelung in den Citronensäurecyclus. In diesem Cyclus wird das Brenztraubensäuremolekül völlig aufgespalten, während Oxalessigsäure mit einem neuen Brenztraubensäuremolekül wieder zu Citronensäure kondensiert wird.

Von der Lokalisation der Stoffwechselprozesse in den Zellen ist bekannt, daß die Zellkerne frei sind von Oxydationsfermenten und sich aktiv an der Energiegewinnung durch biologische Oxydation nicht beteiligen. Die Mitose erfordert, wie Berechnungen und direkte Messungen der Sauerstoffaufnahme zeigten, keine nennenswerten Energiemengen. Dem Cytoplasma fällt die Aufgabe zu, die Substrate für den Endabbau in den Mitochondrien vorzubereiten, im speziellen Fall des Nervengewebes, Glucose in Brenztraubensäure überzuführen. *Die Mitochondrien enthalten die Enzyme der biologischen Oxydation*, insbesondere das Fermentsystem des Citronensäurecyclus, die gelben Fermente und die Cytochrome, in ihnen laufen die energieliefernden Prozesse und die Atmungskettenphosphorylierung ab. In den Mitochondrien sind die Fermente an Struktur gebunden, wahrscheinlich an Ribonucleotide, und so hintereinander geordnet, daß die Wege der Substrate und Co-Enzyme möglichst kurz sind. Auf diese Weise können lange Reaktionsketten rasch durchlaufen werden. W. C. SCHNEIDER (1945) konnte nachweisen, daß die *Mitochondrien von Tumorzellen sich in ihrer chemischen Zusammensetzung und ihrer Enzymausstattung von denen normaler Zellen unterscheiden*.


### 3. Die PASTEURsche Reaktion und ihre Bedeutung für die Energieausbeute

PASTEUR (1876) machte die Beobachtung, daß anaerob lebende Zellen in Gegenwart von Sauerstoff weniger oder keine Milchsäure mehr bilden. Auch tierische Zellen spalten in Anaerobiose Glucose zu Milchsäure, die Glykolyse wird auch hier in Gegenwart von Sauerstoff gehemmt, in erwachsenen Geweben vollständig, in embryonalen weniger stark und in malignem Tumorgewebe am wenigsten (WARBURG 1926).

Das Wesen dieser Reaktion von PASTEUR ist heute noch nicht gänzlich klargestellt. MEYERHOF (1930) nahm an, daß die Milchsäure in Gegenwart von Sauerstoff teils verbrannt, teils zu Glucose resynthetisiert wird, andere Autoren vertraten die Ansicht, daß Milchsäure erst gar nicht entstehe (BUMM, APPEL u. FAHRENBACH 1934, HAHN 1939, BARKER, SHORR u. MALAM 1939, KUTSCHER u. SARREITHER 1940, JOST 1941). Für die Hirnrinde machten DIXON (1937) und BREKKE u. DIXON (1937) wahrscheinlich, daß Sauerstoff die Milchsäurebildung aufhebt und den Kohlenhydratumsatz senkt. WARBURG sah das Wesen der Pasteur-Meyerhofschen Reaktion darin, daß die Milchsäurebildung durch die Atmung gehemmt wird, OPITZ u. SCHNEIDER (1950) sehen nicht in der Atmung, sondern im Sauerstoffdruck den entscheidenden Faktor für die Glykolyse. Experimentell am besten fundiert ist die zuerst von LENNERSTRAND (1937) formulierte Anschauung, wonach die Konzentration des anorganischen Phosphats die Pasteur-Reaktion steuert. Beim aeroben Abbau der Glucose wird mehr Phosphat verestert und das Absinken der anorganischen Phosphatkonzentration hemmt die Glykolyse. Dieser modernen Erklärung, nach der der Sauerstoffdruck die Pasteur-Reaktion auf dem Umwege über die oxydative Phosphorylierung beeinflussen würde, trat auch WEIL-MALHERBE (1952a) bei trotz der Beobachtungen LASERS (1937), der den Bumm-Effekt — Senkung des Sauerstoffdruckes führt zu vermerter Milchsäurebildung ohne Abnahme der Gewebsatmung — auch für die Retina nachweisen konnte. Unterstellt man nämlich die Beobachtungen von BUMM und die von LASER als richtig, so wäre es nach WEIL-MALHERBE denkbar, daß die oxydative Phosphorylierung auf das Absinken des Sauerstoffdrucks empfindlicher reagiert als der Bruttosauerstoffverbrauch, und die Atmung, gemessen als Sauerstoffaufnahme, bei sinkendem Sauerstoffdruck noch unbeeinflußt bleibt, während Milchsäure bereits nachweisbar wird.

Stellen diese Ausführungen eine Vervollständigung dessen dar, was in den vorigen Abschnitten gesagt wurde, so eröffnen sie auch ein für unsere weiteren Untersuchungen wichtiges energetisches Problem. Die Überführung von einem Mol Glucose in Milchsäure liefert vier energiereiche Phosphatbindungen, zwei bei der Dehydrierung von Phosphoglycerinaldehyd zu Diphosphoglycerinsäure und zwei bei der Bildung von Phosphoenolbrenztraubensäure. Da aber die Hexokinasereaktion und die Phosphorylierung von Fructose-6-phosphat zu Hexosediphosphat zwei energiereiche Phosphatbindungen aufspaltet, beträgt der Gewinn aus der Substratphosphorylierung nur zwei energiereiche Phosphatbindungen, die etwa 22000 cal entsprechen. Die Änderung der freien Energie — $\Delta F$ — beträgt — 58000 cal (BURK 1929), womit 38% der Energie in Form von energiereichen Phosphatbindungen bei der Glykolyse gewonnen werden, wenn Glucose Ausgangspunkt der Glykolyse ist. Dem steht nun eine unvergleichlich größere Energieausbeute gegenüber, wenn die Pasteur-Reaktion in Anwesenheit von Sauerstoff gehemmt ist und aus Brenztraubensäure nicht Milchsäure entsteht, sondern jene in den Citronensäurecyclus einmündet. Bei der oxydativen Aufspaltung von Brenztraubensäure, der Atmungskettenphosphorylierung, entstehen pro mol Brenztraubensäure 17 energiereiche Phosphatbindungen. Die oxydative Spaltung von einem Mol Glucose zu $CO_2$ und $H_2O$ liefert demnach 36 energiereiche Phosphatbindungen, 2 aus der Substratphosphorylierung, 34 aus der Atmungskettenphosphorylierung, entsprechend 396000 cal. $\Delta F$ für die Gesamtoxydation beträgt — 674000 cal. Damit werden 60% dieser Energie in Form von energiereichem Phosphat gewonnen, die für mechanische, elektrische, osmotische Arbeit oder energetische Koppelungen — z. B. die von Cholin und Essigsäure zu Acetylcholin — zur Verfügung stehen. *In Gegenwart von Sauerstoff ist die Energieausbeute aus dem Abbau der Glucose nicht nur wesentlich größer, auch der Nutzeffekt ist erheblich besser.* Die Energieausbeute der anaeroben Spaltprozesse beträgt nur rund 5% der durch Oxydation erzielbaren.

## 4. Energiestoffwechsel und nervöse Funktion

Die Umsatzgeschwindigkeit von energiereichem Phosphat (Turnover-Geschwindigkeit) ist im Gehirn mindestens ebenso groß wie in Leber oder Muskel (LINDENBERG u. ERNSTER 1950, SACKS u. CULBRETH 1951). Aus Konzentrationsänderungen an energiereichen Phosphatverbindungen in bestimmten Zuständen des nervösen Gewebes lassen sich Rückschlüsse auf die Verknüpfung beider Vorgänge ziehen. Methodisch wird dabei der Weg der Fixierung in flüssiger Luft beschritten. In der Hypoxie findet sich im Gehirn eine Vermehrung der Milchsäure, des anorganischen Phosphats und des Ammoniaks und eine Abnahme des Kreatinphosphats. Krampfmittel und elektrische Reizung des Hirns führen zu analogen Veränderungen. Im Sauerstoffmangel und im Zustand gesteigerter Funktion werden energiereiche Phosphatverbindungen abgebaut, im Schlaf und in der Narkose hingegen angereichert, während die Konzentrationsänderungen von Ammoniak im Gehirn im umgekehrten Sinne verlaufen (WEIL-MALHERBE 1950, 1952a, b, 1953). Die Rolle des Acetylcholins für die Erregungsleitung und die Erregungsübertragung an der Synapse ist bekannt. Sie gründet sich auf das Vorkommen von Acetylcholinesterase an der Nervenoberfläche, auf die Proportionalität zwischen Enzymkonzentration und Aktionspotential, auf die größenordnungsmäßige Übereinstimmung zwischen der elektrischen und der bei der Enzymspaltung frei werdenden Energie und auf die Hemmungswirkung der Acetylcholinesteraseblocker auf die Erregungsleitung. Die Acetylierung von Cholin zu Acetylcholin ist ein endergonischer Prozeß, die benötigte Energie von 3100 cal stammt aus energiereichem Phosphat. Es ist nun bemerkenswert, daß RICHTER u. CROSSLAND (1949) bei elektrischer Reizung des Hirns einen plötzlichen Sturz der Acetylcholinkonzentration beobachten konnten, dem ein zweiter Konzentrationsabfall mit Einsetzen der Krämpfe folgte. War Acetylcholin erschöpft, so sistierten die Krämpfe, woraus die Bedeutung des Acetylcholinniveaus für die konvulsive Tätigkeit erhellt. Dieselben Autoren fanden gleichzeitig mit dem Abfallen der Acetylcholinkonzentration im Gehirn ein Auftreten von EEG-Veränderungen. *Die Acetylcholinkonzentration reagiert früher auf Veränderungen des $pO_2$ als die Atmung*, sie ist, wie WEIL-MALHERBE (1952a) es ausdrückt, ein empfindliches Barometer der oxydativen Phosphorylierung im Gehirn.

Von einer einigermaßen befriedigenden Kenntnis der Beziehungen zwischen biochemischen Vorgängen und Funktionen des Nervensystems kann derzeit noch keine Rede sein. Mit den Worten WEIL-MALHERBES ist es dem Biochemiker bisher kaum gelungen, durch die Sphäre der fundamentalen Zellökonomie hindurch in die Sphäre der spezifischen Leistungen des Nervengewebes einzudringen. Diese Feststellung dürfte indessen bald historisch geworden sein, hat die Biochemie doch den Weg von der Entwicklung der heutigen Vorstellungen über den Energiestoffwechsel im Nervengewebe bis zu den ersten Ansätzen zu Vorstellungen über die Beziehungen zwischen Energiestoffwechsel und Funktion in nicht mehr als 10 Jahren zurückgelegt.

## 5. Zusammenfassung zu V

Das Atmungssubstrat des Nervengewebes ist die Glucose. Andere Zucker können ebenfalls verbrannt werden, die höchste Affinität besitzt das Hirn aber für Glucose. Ein Energiebezug des Hirns aus Fetten und Proteinen erscheint möglich. Die arteriovenöse Glucosedifferenz im Hirnblut ist äquivalent der arteriovenösen Sauerstoffdifferenz, der RQ des Hirns ist 1,0. Glykogen kommt als Atmungssubstrat für das Gehirn nur bedingt in Betracht, im Sauerstoffmangel ändert sich der Glykogengehalt des Hirns nicht. Die Sauerstoffreserve des Hirns ist geringer als die Glucosereserve. Ungelöst sind derzeit Fragen der Zuckerpenetration im Gewebe und der Verwertbarkeit der Glucose.

Der Energiestoffwechsel im Nervengewebe weicht nicht von dem anderer Gewebe ab, d. h. aus dem Substrat wird Wasserstoff abgespalten, der dem Sauerstoff zugeführt wird. Unter Anwesenheit von Sauerstoff wird Glucose auch im Hirn nach dem Embden-Meyerhofschen Schema bis zur Brenztraubensäure abgebaut und diese in den Citronensäurecyclus eingefädelt. Beim Abbau der Glucose werden energiereiche Phosphatbindungen eingegangen, diese stellen die unmittelbare Energiequelle des Gewebes für mechanische, osmotische, elektrische Arbeit oder energiebenötigende, chemische Koppelungen (Acetylcholin) dar.

Die oxydative Aufspaltung der Glucose liefert insgesamt 36 energiereiche Phosphatverbindungen und 396 kcal verwertbare Energie. Die Glykolyse, der Abbau von Glucose zu Milchsäure, erbringt hiergegen nur 2 verwertbare energiereiche Phosphatbindungen und 22 kcal Energie.

In Abwesenheit von Sauerstoff glykolysieren auch tierische Gewebe, d. h. sie bilden Milchsäure. Unter der Pasteur-Reaktion versteht man das Verschwinden von Milchsäure in der Aerobiose. Es steht derzeit zur Diskussion, ob die Pasteur-Reaktion vom Sauerstoffdruck unmittelbar oder indirekt über die oxydative Phosphorylierung reguliert wird. Experimentelle Beobachtungen sprechen dafür, daß die oxydative Phosphorylierung empfindlicher auf das Absinken des Sauerstoffdruckes reagiert als der Sauerstoffverbrauch. Dies stützt die Hypoxiehypothese, wonach die Abnahme des Sauerstoffdruckes Wirkungen in den Zellen hervorruft, ohne daß Anoxie an irgendeinem Punkt oder zu irgendeiner Zeit eingetreten wäre.

Über die Beziehung zwischen Energiestoffwechsel und nervöser Leistung ist wenig bekannt. In der Hypoxie und im Krampf nehmen die energiereichen Phosphatbindungen im Hirn ab, die Acetylcholinkonzentration sinkt, die Ammoniakkonzentration nimmt zu. Im Schlaf treten umgekehrte Konzentrationsänderungen auf. Die Energie für die Bindung von Essigsäure und Cholin zu Acetylcholin stammt aus energiereichem Phosphat. Die konvulsive Tätigkeit des Hirns und die hirnelektrischen Spontanschwankungen (EEG) stehen in enger Beziehung zur Acetylcholinkonzentration.

## VI. Sauerstoffmangel durch Liquordrucksteigerung
### 1. Zur Genese und zum klinischen Bild der Liquordrucksteigerung

Die besondere anatomische Struktur des Hirnschädels bringt es mit sich, daß jeder raumfordernde Prozeß im Schädelinnern früher oder später zu einem Anstieg des intrakraniellen Druckes führen muß. Unter physiologischen Bedingungen besteht im Schädelinnenraum ein Gleichgewicht zwischen Hirnmasse, Liquormenge und Blutvolumen. Größenordnungsmäßig übersteigt unter Normalbedingungen das Hirnvolumen mit durchschnittlich 1400 cc das des Liquors und das in jedem Augenblick im Schädelinnern vorhandene Blutvolumen. Die Liquormenge wird mit 200 cc angegeben, die sich zu gleichen Teilen in den Ventrikeln und den Sulci bzw. den Cisternen befinden. Die im Gehirn Platz findende Blutmenge beträgt etwa ein Siebentel des Hirngewichtes und entspricht mit 200 cc der Liquormenge.

Von der Dynamik her kommt dem Blut die größte Bedeutung zu, weil es am raschesten bewegt wird und mit wesentlich größerer Geschwindigkeit sein Volumen ändern kann als der Liquor. Andererseits vermag sich die Liquormenge unter pathologischen Bedingungen so erheblich zu vermehren, daß sie dem Hirnvolumen gleichkommt oder dieses gar übertrifft. Dies gelingt aber angesichts der knöchern festen Schädelkapsel beim Erwachsenen nur, wenn das Hirnvolumen entsprechend reduziert wird, weil der zur Verfügung stehende Raum als konstant zu betrachten ist. Beim Kind ist ein Raumgewinn zwar noch in erheblichem Umfang möglich, die Druckkräfte des Liquors, die die Schädelkapsel ausdehnen, führen aber auch im Kindesalter immer zu einer Reduktion des Hirnvolumens.

Klinisch spricht man in solchen Fällen, in denen die Liquormenge auf Kosten der Hirnsubstanz zugenommen hat, von einem Hydrocephalus und unterscheidet einen äußeren Hydrocephalus mit Zunahme der Liquormenge über der Gehirnkonvexität von einem inneren Hydrocephalus mit Ausweitung der Hirnkammern. Der äußere Hydrocephalus, der sich ausnahmslos mit einem inneren vergesellschaftet, kann für unsere Frage außer Betracht bleiben, weil er ein Hydrocephalus ex vacuo ist und auf dem Boden einer Hirnatrophie entsteht, die zwar auch einmal Folge einer Schädelinnendrucksteigerung sein kann, dann aber einer abgelaufenen, meist aber den Zustand nach einer primären hirnatrophischen Erkrankung darstellt. Der innere Hydrocephalus, sei er ein Hydrocephalus hypersecretorius, occlusus oder aresorptivus, geht immer mit einer Schädelinnendrucksteigerung einher und ist deshalb Gegenstand unserer Betrachtung.

Sowohl beim hypersekretorischen wie beim Verschlußhydrocephalus mit Passagestop an oder hinter den Foramina Luschkae und Magendie werden alle 4 Ventrikel einschließlich des Aquädukts dilatiert. In den Fällen von Verschlüssen im Bereich der inneren Liquorwege erweitern sich die zwischen Occlusionsstelle und Plexus chorioideus gelegenen Kammern. Die Fälle lokaler Liquorpolsterbildungen über der Außenfläche des Gehirns, die zu örtlicher Druckwirkung führen können, sollen hier außer Betracht bleiben, da sie zum Problem, das wir verfolgen, nichts grundsätzlich Neues beitragen können. Vom hydrodynamischen Gesichtspunkt aus sind wir nicht genötigt, den Verschlußhydrocephalus mit symmetrischer Ventrikelerweiterung vom hypersekretorischen oder aresorptiven Hydrocephalus abzutrennen, wir dürfen für die letzteren vielmehr schematisierend die Passagebehinderung an die Stellen der Liquorresorption verlegen, damit diese Formen unter einem gemeinsamen Gesichtswinkel betrachten und unseren weiteren Ausführungen den symmetrischen inneren Hydrocephalus mit Passageerschwerung oder -aufhebung unterhalb der Foramina Monroi ohne Rücksicht auf dessen Ätiologie unterstellen. Auf den speziellen Fall einseitiger Seitenventrikelerweiterung, der durch Massenverschiebung beim Hirnödem nicht selten zustande kommt, soll im nächsten Teil eingegangen werden.

Was das klinische Bild der Liquordrucksteigerung im intrakraniellen Raum anlangt, so ist es nicht unser Bestreben, dies in extenso abzuhandeln, sondern das für unser Problem Wesentliche herauszustellen. Es ist eine bekannte klinische Erfahrung, daß eine reine Liquordrucksteigerung lange bestehen kann und erhebliche Grade zu erreichen vermag, ohne daß alarmierende Symptome eintreten müssen. Wenn solche Erscheinungen sich dann schließlich einstellen, so sind sie in der Regel Folgen der durch erhöhten intrakraniellen Druck verlagerten und zu örtlichen Störungen führenden Hirnteile, wie die Stauungspapille, die Einklemmung im Tentoriumschlitz und im Hinterhauptsloch und die gestörte diencephale Regulation. Wir hören von diffusen, dumpfen Kopfschmerzen, häufig in Attacken auftretend, die nicht selten verglichen werden mit einem eisernen Band, das um den Schädel gelegt ist, wir bekommen auch solche „hydrocephalen Phasen" zu Gesicht, oft mit mehr oder minder deutlich ausgeprägten Zeichen der Einklemmung, registrieren aber dabei nicht oder doch nur in sehr seltenen, extremen Fällen eine Trübung des Bewußtseins oder gar einen Bewußtseinsverlust. Hierin unterscheidet sich die Schädelinnendrucksteigerung infolge Liquordruckerhöhung grundsätzlich von jener beim Hirnödem. *Wir dürfen aus diesen klinischen Erfahrungen folgern, daß die Liquordrucksteigerung hohe Grade erreichen kann, bevor sie zu Erscheinungen führt, wie sie beim experimentellen Sauerstoffmangel am Menschen bekannt sind,* nämlich zu Störungen der höheren psychischen Funktionen — Kritik- und Urteilsvermögen, Konzentrationsfähigkeit, emotionales Gleichgewicht —, zu Störungen des Bewußtseinszustandes und der feineren Koordination. In Analogie hierzu zeigen die hirnelektrischen Spontanschwankungen bei der Liquordrucksteigerung in der Regel keine oder doch nur auffallend leichte Allgemeinveränderungen trotz beträchtlicher Schädelinnendrucksteigerung, während das Hirnödem durch schwere und schwerste Veränderungen des hirnelektrischen Bildes gekennzeichnet ist. Wir können hieraus mit einiger Vorsicht rückschließend folgern, daß bei der Liquordrucksteigerung entweder das Hirn verhältnismäßig lange einem Sauerstoffmangel widerstehen kann, sei es infolge seiner Schutzeinrichtungen oder wegen des besonderen Mangelmechanismus selbst, oder daß eine Sauerstoffversorgungsstörung überhaupt erst in späten Stadien einsetzt.

## 2. Die Regulierung von Durchblutung und Sauerstoffversorgung bei erhöhtem Liquordruck

**a) Sauerstoffüberschuß.** Im Teil I, 3 wurden die Faktoren dargestellt, die die Hirndurchblutung regulieren. Es sind dies alveolärer Kohlensäure- und Sauerstoffdruck, mittlerer arterieller Blutdruck und Hämoglobingehalt des Blutes. *Der für die Liquordrucksteigerung entscheidende Faktor ist der mittlere arterielle Blutdruck im Gehirn.* Dieser mittlere arterielle Druck ist eine Funktion von Blutdruck und Liquordruck, das arteriovenöse Druckgefälle ist gleich der Differenz zwischen Blut- und Liquordruck.

Eine Erhöhung des Liquordruckes wird das Gefälle zwischen Arterien- und Venendruck von dem Augenblick an senken, wo der Liquordruck die Höhe des Venendruckes überschreitet. Sinkt das arteriovenöse Blutdruckgefälle, dann nimmt die Durchströmung ab, solange der Widerstand entlang dieses Druckgefälles konstant bleibt. Änderungen des Widerstandes sind gleichbedeutend mit aktiven oder passiven Gefäßreaktionen. Hinsichtlich der passiven Reaktionen denkt WRIGHT (1938) an eine Beeinflussung des Querschnittes der kleinen Venen, die rasch durchströmt werden und demnach einen geringeren Druck von innen entfalten können. Theoretisch wäre es sogar denkbar, daß solche Venen nicht nur druckpassiv enger werden, sondern auch strömungspassiv. Ob diesem Mechanismus, der zu einer Reduktion des Venenquerschnitts führen muß, bei der Liquordrucksteigerung in der Klinik eine Bedeutung zukommt, halten wir für fraglich. Es ist nämlich nicht anzunehmen, daß der Liquordruck sich gleichmäßig und gleichzeitig auf alle Venen auswirkt. Ist diese Voraussetzung nicht erfüllt, so nimmt bei einer örtlichen Lumenverengung oder -verlegung von Venen das Blut über die reichlichen Anastomosen den Weg des geringeren Widerstandes und das arteriovenöse Druckgefälle wird solange nicht beeinträchtigt, wie diese Umgehungswege, die unter niedrigerem Außendruck stehen, ausreichen. *Die erste Stufe einer Liquordrucksteigerung beeinflußt demnach die Hirndurchblutung nicht. Damit erleidet auch das Sauerstoffangebot keine Einschränkung.* Eine Hirndurchblutungssenkung wird erst dann eintreten, wenn der Liquordruck überall im Schädelinnenraum den Venendruck übersteigt oder wenn bei örtlich unterschiedlicher Liquordruckhöhe venöse Anastomosen, die unter geringerem Außendruck als dem Venendruck stehen, nicht mehr in genügender Zahl vorhanden sind.

Steigt der Liquordruck weiter an und wird damit das arteriovenöse Druckgefälle kleiner, so nimmt die Hirndurchblutung ab. Die Intensität der Durchblutungsabnahme ist proportional dem Blutmitteldruck im Gehirn, die Beziehung ist eine lineare bis hinab zu sehr kleinen Drucken (NOELL u. SCHNEIDER 1948a). Wird, wie dies unter experimentellen Bedingungen möglich ist, die Liquordrucksteigerung wieder rückgängig gemacht, so stellt sich das normale Durchblutungsniveau wieder her, es fehlt aber die reaktive Mehrdurchblutung des Gehirns, wenn der Liquordruck nicht über 30 mm Hg angestiegen war.

Das Vermögen eines Organs, einer Durchblutungsdrosselung ohne Ingangsetzen reaktiver Maßnahmen zu widerstehen, bezeichnete REIN (1944) als Drosselungstoleranz. *Die Drosselungstoleranz des Gehirns ist verhältnismäßig groß,* während die des Skeletmuskels beispielsweise Null ist, d. h. der Muskel antwortet auf jede geringe Durchblutungsminderung mit reaktiver Gefäßerweiterung während und mit vorübergehender Mehrdurchblutung nach der Drosselung der Blutzufuhr. Die große Drosselungstoleranz des Gehirns beruht auf dessen überschießender Sauerstoffversorgung (Teil I, 3 und I, 4). Während des freien Intervalls wird der Sauerstoffüberschuß abgeschöpft, das Fehlen reaktiver Mechanismen ist daher verständlich.

Untersucht man das Ausmaß des freien Intervalls an Hand der Druck-Durchblutungsbeziehungen (NOELL 1944a, LUDWIGS u. WIEMERS 1953) oder der Druck-Erholungszeitbeziehungen (GÄNSHIRT u. ZYLKA 1952b), so findet sich übereinstimmend bei einem arteriellen Mitteldruck von 70 mm Hg im Gehirn die Grenze der Drosselungstoleranz. Hat der arterielle Mitteldruck dieses Niveau erreicht, so treten Reaktionen in Erscheinung, die einer weiteren Durchblutungsminderung und einer weiteren Abnahme des Sauerstoffangebots steuern. *Da der arterielle Mitteldruck im Gehirn eine Funktion von mittlerem arteriellem Blutdruck und Liquordruck ist, wird bei reiner Liquordrucksteigerung das Ausmaß des freien Intervalls bestimmt vom mittleren arteriellen Druck und vom Liquordruck, nämlich von der Differenz dieser beiden Größen.* Diese Differenz gibt das effektive arteriovenöse Druckgefälle an. Bei hohem Ausgangsmitteldruck muß die Drosselungstoleranz größer sein als bei niedrigem, bei einem effektiven arteriellen Blutmitteldruck von 70 mm Hg ist auch die Drosselungstoleranz des Hirns Null und das freie Intervall unendlich klein.

Rückblickend auf das im Teil I, 3 gegebene Schema der Sauerstoffmangelwirkungen am Hirn dürfen wir schließen, daß bei der Liquordrucksteigerung bis herab zu einem effektiven arteriovenösen Blutdruckgefälle von 70 mm Hg die Sauerstoffaufnahme durch das Hirn nicht eingeschränkt wird. Der Sauerstoffdruck im venösen Hirnblut liegt über dem kritischen Wert von 19 mm Hg, die Gewebsatmung bleibt normal. Reflektorische Wirkungen über die Chemoreceptoren sind nicht zu erwarten, weil diese „Vorposten“ des Gehirns nicht in das Geschehen, das sich nur im intrakraniellen Raum abspielt, einbezogen werden.

**b) Umstellungsreaktion.** Um die Jahrhundertwende berichtete Cushing (1901, 1902) über seine experimentellen Beobachtungen bei akuter intrakranieller Drucksteigerung am Tier. Als wichtigsten Befund teilte er damals mit, daß mit dem Anstieg des Schädelinnendrucks der Blutdruck steigt. Diese als *Cushingreflex* in die Literatur eingegangene Reaktion war in der Folgezeit lebhaft umstritten, insbesondere von seiten der Klinik fehlten Beobachtungen, die darrauf hingewiesen hätten, daß beim Menschen im Hirndruck ein Anstieg des Mitteldruckes erfolgt. Erst 1948 konnten Kety, Shenkin u. Schmidt auch am Menschen sehr regelmäßig einen Anstieg des arteriellen Mitteldruckes bei intrakranieller Drucksteigerung beobachten. Es zeigte sich dabei, daß zwar keine hypertonischen Blutdruckwerte auftreten, aber eine straffe positive Korrelation zwischen Blutdruck und Liquordruck besteht. Cushing selbst führte den Blutdruckanstieg bei intrakranieller Drucksteigerung auf Anoxie der Medulla oblongata zurück. Ob der Reflex vom verlängerten Mark seinen Ausgang nimmt, konnte bis heute nicht bewiesen werden. Noell u. Schneider (1948a) *haben aber nachweisen können, daß der spezifische Reiz, der das Geschehen in Gang setzt, tatsächlich der Sauerstoffmangel ist* (Abb. 3). Der Effekt, den der Cushingreflex für die Sauerstoffversorgung des Hirns hat, ist leicht einzusehen. Mit dem Anstieg des arteriellen Blutdruckes steigt auch der effektive intrakranielle Blutmitteldruck an und die Hirndurchblutung nimmt zu. Sauerstoffmangel des Hirns führt hier zu einer Reaktion, die Sauerstoffmangel verhindern kann. Über die Wege, die der Reflex nimmt, ist nichts Sicheres bekannt, es darf aber angenommen werden, daß die sympathischen Bahnen des Rückenmarks und der N. splanchnicus beteiligt sind und das Erfolgsorgan in den Arteriolen der Körperperipherie zu suchen ist,

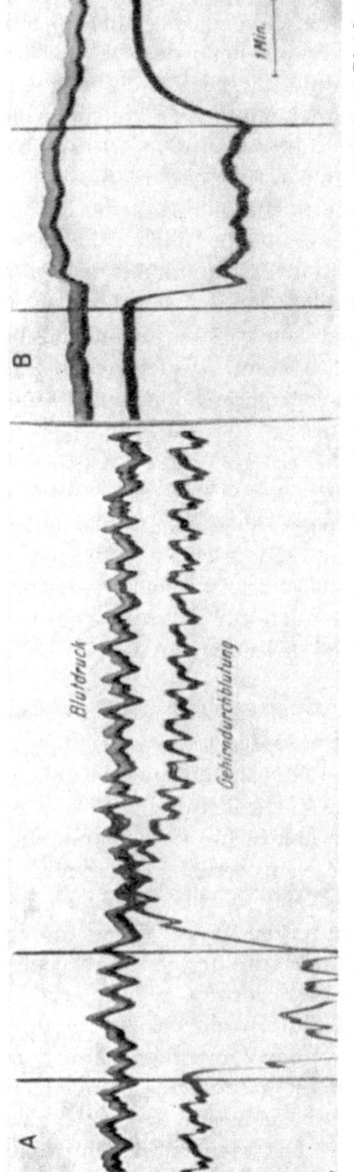


Abb. 3. Liquordrucksteigerung ohne und mit gleichzeitiger Sauerstoffmangelbelastung des Hirns in ihrem Effekt auf Blutdruck und Hirndurchblutung. Bei A wird der Liquordruck bei ungestörter Sauerstoffversorgung erhöht, bei B Liquordrucksteigerung während der Atmung eines Stickstoff-Sauerstoffgemisches. Durch die Sauerstoffmangelbelastung steigt der Blutdruck zwischen A und B leicht, die Hirndurchblutung deutlich an. Die jetzt hinzukommende Liquordrucksteigerung führt zu einer Blutdrucksteigerung, obgleich die Hirndurchblutung weniger stark absinkt als bei A. (Aus Noell u. Schneider, Arch. Psychiatr. Z. Neur. 180, 713, 1948)

deren Konstriktion den Blutdruckanstieg ermöglicht. Für eine neurale und gegen eine ausschließlich humorale Übertragung spricht die kurze Latenz, mit der im Tierexperiment der Blutdruckanstieg erzielt werden kann.

Eine andere Reaktionsform des Kreislaufs ist die *Dilatation der Hirngefäße*. Diese ist bei Liquordrucksteigerung ebenfalls bewiesen. Wird nämlich der Liquordruck auf ein Niveau, das über 30 mm Hg liegt, eingestellt, so beobachtet man zunächst entsprechend der Druck-Durchblutungsbeziehung einen Rückgang der Hirndurchblutung. Die Durchblutung stellt sich jedoch nicht auf ein neues Niveau ein, sondern nimmt trotz konstant bleibendem Liquordruck langsam wieder zu (NOELL u. SCHNEIDER 1948a, LUDWIGS u. WIEMERS 1953). Diese Beobachtung ist nur über eine aktive Vasodilatation zu erklären. Die anatomischen Voraussetzungen für eine aktive Dilatation der Hirngefäße dürfen als gegeben angesehen werden, es wurde hierauf im Teil I, 2 näher eingegangen. *Als dilatierenden Faktor sehen* NOELL u. SCHNEIDER (1948a) *den Sauerstoffmangel an.* Anhaltspunkte dafür, daß die Gefäßdilatation auf dem Umweg einer $p_H$-Verschiebung (Kohlensäure, Milchsäure) entstehen könnte, haben sich nach den Messungen von KETY, SHENKIN u. SCHMIDT (1948) im arteriellen und Jugularvenenblut von Hirntumorträgern mit Liquordrucksteigerung oder intrakranieller Drucksteigerung anderer Genese nicht ergeben.

Über die *Umstellungsreaktionen des Gewebes* wurde im Teil I, 3 gesagt, daß dieses einem chronischen Sauerstoffmangel begegnen kann, indem es den Blutsauerstoff besser ausnützt. NOELL und SCHNEIDER (1948a) halten eine solche Reaktion des Gewebes auch in klinischen Fällen mit Liquordrucksteigerung für möglich, in denen ein chronischer Sauerstoffmangel entsteht. Von den bisherigen Untersuchern glauben nur BERNSMEIER u. SIEMONS (1953b) Hinweise auf eine solche Möglichkeit gefunden zu haben, statistisch sind ihre Werte jedoch nicht signifikant.

*Ist der Sauerstoffüberschuß des Gehirns bei zunehmendem Anstieg des Liquordrucks abgeschöpft, dann werden Umstellungsreaktionen am Kreislauf nachweisbar.* Diese Umstellungsreaktionen bestehen nach den bisherigen Ergebnissen aus Blutdruckanstieg, Hirngefäßerweiterung und Zunahme der Sauerstoffutilisation. Der auslösende Faktor für die Umstellungen darf im Absinken des venösen Sauerstoffdruckes gesehen werden. Der venöse $pO_2$ reguliert die Hirndurchblutung jedoch nicht schwellenlos, wie dies die Kohlensäure vermag, er übernimmt z. B. in der Hyperventilation (Hypocapnie) die Regulierung erst dann, wenn die Durchblutung auf die Hälfte der Norm abgesunken ist (vgl. auch Teil I, 3) und im Falle der Liquordrucksteigerung beginnt er wirksam zu werden unterhalb eines intrakraniellen Blutmitteldruckes von 70 mm Hg. Dieses Verhalten des $pO_2$ venös, der in einem weiten Versorgungsbereich unwirksam auf die Hirndurchblutung bleibt, ermöglicht die große Drosselungstoleranz des Gehirns. *Warum* die Drosselungstoleranz des Gehirns aber groß und die Sauerstoffversorgung überschießend ist und welche Faktoren neben der Kohlensäure Hirndurchblutung und Hirnsauerstoffversorgung auf einer überschießenden Höhe halten, ist vorläufig nicht bekannt. Dem venösen Sauerstoffdruck fällt eine solche Aufgabe sicher nicht zu, da er Einfluß auf die Hirndurchblutung erst im Sauerstoffmangelbereich nimmt.

Die Umstellungsreaktionen am Gehirn treten auf, wie im Teil I, 3 ausgeführt wurde, im Bereich eines Sauerstoffdruckes zwischen 28 und 19 mm Hg im Hirnvenenblut. Da es sich um reversible Wirkungen handelt, ist der Zeitfaktor unwesentlich. Eine Chemoreceptorenerregung ist nicht zu erwarten, da diese im Falle der Liquordrucksteigerung außerhalb des Bereiches liegen, in dem sich der Sauerstoffdruckabfall manifestiert. Veränderungen des *Elektrencephalogramms* sind meist zu finden, sie sind überwiegend leichter Art und generalisierter Natur, wenn nicht ein mediobasaler, supratentorieller Prozeß Anlaß zu einer Liquordrucksteigerung mit Hydrocephalus occlusus gegeben hat, der wahrscheinlich über neuronale Verbindungen, bevorzugt hochfrontal, aber bilateral symmetrisch, örtliche Veränderungen im Elektrencephalogramm hervorrufen kann.

Die Hirnatmung, gemessen als Sauerstoffaufnahme, sollte in diesem Bereich unverändert bleiben. Wir werden zeigen können, daß die Sauerstoffaufnahme des Hirns schon vorzeitig abnimmt, wenn eine Liquordrucksteigerung die Ursache des sinkenden $pO_2$ venös darstellt. Auf die Gründe dieses, den physiologischen Ergebnissen scheinbar widersprechenden Befundes soll nach Betrachten der klinischen Untersuchungsergebnisse eingegangen werden. *Den Übergang von der Zone der Umstellungsreaktionen zur kritischen Zone wird man klinisch dann annehmen dürfen, wenn das Bewußtsein schwindet.* Hier treten aber im Hinblick auf den Sauerstoffmangel beim klinischen Bild des Hydrocephalus occlusus weitere Besonderheiten auf, die zuvor eingehender Abhandlung bedürfen.

### 3. Klinische Ergebnisse

Hätte man noch vor wenigen Jahren versucht, die experimental-physiologischen Befunde über die Sauerstoffversorgung und Durchblutung des Hirns bei Liquordrucksteigerung mit klinischen Ergebnissen zu vergleichen, so wäre man, was die Klinik anlangt, auf ein Vacuum gestoßen. Die Gründe hierfür, nämlich das Fehlen einer geeigneten Methode zur Messung der Hirndurchblutung und des Hirnsauerstoffverbrauches beim Menschen, wurden im Teil II, 2 dargelegt. Aber nur KETY und Mitarbeiter (1948), die Väter der Stickoxydulmethode, haben bislang ein Krankengut nach allen erforderlichen Gesichtspunkten durchuntersucht und ihre Ergebnisse mitgeteilt. Es handelt sich dabei um insgesamt 13 Fälle mit intrakranieller Drucksteigerung und um 14 Messungen der Hirndurchblutung, des Hirnsauerstoffverbrauches, des intrakraniellen Druckes und des arteriellen Mitteldruckes. In nur 3 dieser Fälle lag eine Liquordrucksteigerung vor, in den übrigen ein Hirnödem. Einer dieser 3 Fälle ist zweimal untersucht, so daß insgesamt vier vollständige Meßergebnisse aus der Arbeit von KETY und Mitarbeitern vorliegen. Wir selbst verfügen über 9 entsprechend durchuntersuchte Patienten mit Geschwülsten in der Fossa posterior und Verschlußhydrocephalus sowie über 2 Fälle von Hydrocephalus internus occlusus bei Arachnitis der hinteren Schädelgrube. Mit Ausnahme eines Pinealoms und einer Hypernephrommetastase im Brückenwinkel ist dieses Krankengut bioptisch verifiziert. Im Falle 5 der Tabelle 1 war ein Tumor der Vierhügelgegend luftencephalographisch, im Falle 6 dieser Tabelle ein Primärtumor der Niere röntgenologisch bestätigt.

Das gesamte derzeit verfügbare Krankengut von 14 Fällen mit 15 Messungen ist in Tabelle 1 dargestellt, in Nr. 1—4 die Fälle von KETY, SHENKIN u. SCHMIDT, in Nr. 5—15 das eigene Krankengut. Die Tabelle enthält für jeden Fall 6 Meßwerte, nämlich den mittleren arteriellen Blutdruck in Millimeter Quecksilbersäule, den

Liquordruck in Millimeter Wassersäule, da er in Wassersäule gemessen wird, den effektiven intrakraniellen Blutdruck, der die Differenz aus arteriellem Blutmitteldruck und Liquordruck in Millimeter Quecksilbersäule darstellt. In der vierten Spalte ist die Hirndurchblutung, in der fünften der Hirnsauerstoffverbrauch und in der letzten Spalte die arteriovenöse Sauerstoffdifferenz des Hirnblutes verzeichnet.

Aus historischen Gründen sei zunächst nachgeprüft, wie sich bei *steigendem Liquordruck* der *Blutdruck* verhält, das heißt, ob der Cushingreflex auch für die menschliche Pathologie Gültigkeit besitzt. Das Korrelationsdiagramm, Abb. 4,

*Tabelle 1*

| | $O_2$-Verbrauch cc/100 g pro Minute | Durchblutung cc/100 g pro Minute | a.-v. $O_2$-Differenz Vol.-% | Blutdruck mmHg | Liquordruck mm $H_2O$ | Effektiver intrakran. Blutdruck mmHg | Art und Sitz der Erkrankung |
|---|---|---|---|---|---|---|---|
| 1. | 2,2 | 31 | 7,2 | 130 | 840 | 68 | Tuberkulom infratentoriell |
| 2. | 2,5 | 33 | 7,6 | 125 | 820 | 65 | Tuberkulom infratentoriell |
| 3. | 1,7 | 39 | 4,4 | 97 | 350 | 70 | Ca.-Metastase infratentoriell |
| 4. | 3,0 | 33 | 9,2 | 117 | 545 | 77 | Kleinhirnastrocytom |
| 5. | 2,4 | 42 | 5,7 | 88 | 390 | 59 | Pinealom |
| 6. | 3.0 | 50 | 6,0 | 98 | 90 | 91 | Brückenwinkelmetastase |
| 7. | 2,2 | 45 | 4,9 | 110 | 600 | 66 | Kleinhirnependymom |
| 8. | 3,8 | 55 | 6,9 | 96 | 210 | 81 | Acusticusneurinom |
| 9. | 3.0 | 49 | 6,1 | 97 | 90 | 90 | Acusticusneurinom |
| 10. | 3,2 | 41 | 7,8 | 104 | 450 | 71 | Brückengliom |
| 11. | 2,3 | 30 | 7,7 | 110 | 600 | 66 | Kleinhirnastrocytom |
| 12. | 2,6 | 45 | 5,8 | 80 | 150 | 69 | Brückenwinkelmeningeom |
| 13. | 2,0 | 34 | 5,9 | 86 | 360 | 60 | Meningeom infratentoriell |
| 14. | 2,4 | 38 | 6,3 | 105 | 540 | 65 | Arachnitis infratentoriell |
| 15. | 2,6 | 41 | 6,3 | 82 | 240 | 64 | Arachnitis infratentoriell |
| Mittelwerte | 2,6 | 40 | 6,5 | 102 | 418 | 71 | |

gibt auf diese Frage Antwort. Mit steigendem Liquordruck steigt auch der mittlere arterielle Blutdruck an, die Korrelation ist eine positive, d. h. beide Variablen bewegen sich in der gleichen Richtung und sie ist statistisch signifikant, der *Cushingreflex hat auch für die Klinik der intrakraniellen Drucksteigerung Gültigkeit.*

Im Diagramm fällt auf, daß die Korrelation etwa vom Wert 450 mm $H_2O$ Liquordruck an straffer wird, wahrscheinlich von diesem Wert der unabhängigen Variablen ab aufwärts erst beginnt. 450 mm $H_2O$, entsprechend 33 mm Hg Liquordruck, bedeutet nach den Ausführungen des vorangegangenen Abschnittes das Ende der Drosselungstoleranz des Gehirns, das gleichbedeutend ist mit dem Verschwinden des Sauerstoffüberschusses. Der Cushingreflex korreliert demnach erst im kritischen Bereich der Sauerstoffversorgung mit dem Sauerstoffdruck des Hirnvenenblutes. Ein solches Verhalten war auch zu fordern, da der spezifische Reiz für diesen Reflex die Anoxie (Anoxie im weiteren Sinne des Wortes, s. Teil III, 2) der Medulla oblongata ist.

Die zweite Frage ist die nach der Abhängigkeit der *Hirndurchblutung und des Hirnsauerstoffverbrauchs vom Liquordruck.* Die beiden Korrelationsdiagramme (Abb. 5 u. 6) zeigen für die Hirndurchblutung eine statistisch signifikante, negative Beziehung. Für die Durchblutung ist die Korrelation straffer als für den $O_2$-Verbrauch, und soweit sich dies an Hand der 15 Punkte beurteilen läßt, erfolgt die Wirkung der Liquordrucksteigerung auf die Durchblutung nicht mit einer Latenz, wie dies KETY und Mitarbeiter aus ihrem Diagramm, das alle Fälle, also auch jene mit Hirnödem umfaßt, glauben schließen zu müssen. Dieser Schluß KETYS

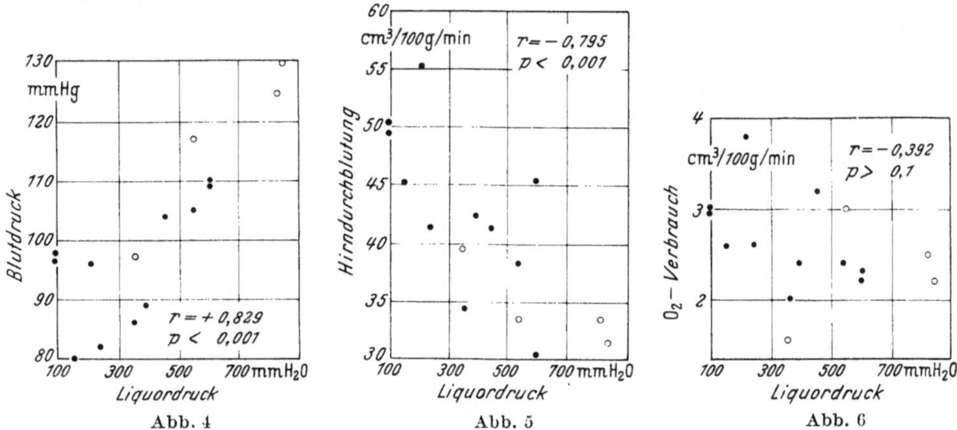

Abb. 4        Abb. 5        Abb. 6

Abb. 4. Nachweis der reaktiven Blutdrucksteigerung bei Liquordruckanstieg (Cushingreflex) in einem Korrelationsdiagramm. O Fälle von KETY und Mitarbeitern, ● eigenes Krankengut. Die Korrelation ist statistisch gesichert, sie wird erst von einer Liquordruckhöhe von 450 mm $H_2O$ ab straff. Dies bedeutet, daß Sauerstoffmangel die reaktive Blutdrucksteigerung in Gang bringt

Abb. 5. Beziehung zwischen Liquordruck und Hirndurchblutung. Die Hirndurchblutung nimmt mit ansteigendem Liquordruck in dem gemessenen Bereich etwa linear ab. Die Korrelation ist statistisch signifikant. O Fälle von KETY, SHENKIN u. SCHMIDT, ● eigene Fälle. Mittelwert und Streuung (mittlerer Fehler der Einzelbeobachtung) von 30 normalen Fällen für Hirndurchblutung: 56 cc ± 7 cc/100 g pro Minute

Abb. 6. Das Korrelationsdiagramm zeigt die Beziehung zwischen Liquordruckhöhe und Hirn-$O_2$-Verbrauch. Die Korrelation ist schwach. Eine statistisch gesicherte Abhängigkeit des Hirn-$O_2$-Verbrauchs vom Grad der Liquordrucksteigerung ist nicht herzustellen. O Fälle der Literatur, ● eigene Fälle. Mittelwert und Streuung von 30 Normalpersonen für Hirnsauerstoffverbrauch: 3,5 cc ± 0,5 cc/100 g pro Minute

erscheint uns nicht gerechtfertigt, weil er sich im wesentlichen auf nur einen Meßwert relativ hoher Hirndurchblutung bei einem Großhirnmeningeom stützt, also auf eine Geschwulst mit hoher Eigendurchblutung. Wie erheblich sich die hohe Durchblutung von Meningeomen auf den Bruttohirndurchblutungswert auswirken kann, haben wir an Hand von 16 Meningeomfällen nachweisen können (GÄNSHIRT u. TÖNNIS 1956). Hinsichtlich der Wirkung einer Liquordrucksteigerung auf die Hirndurchblutung stehen demnach unsere klinischen Ergebnisse mit den tierexperimentellen Befunden gut in Einklang.

Weniger eindeutig sind die klinischen Ergebnisse im Hinblick auf die Abhängigkeit des Sauerstoffverbrauchs vom Liquordruck. Zwar findet sich auch hierbei eine negative Korrelation, die Streuung ist jedoch groß und in ein und demselben Liquordruckbereich kommen teils normale, teils auffallend niedrige Sauerstoffverbrauchswerte vor. Erheblich aus dem Rahmen fällt dabei ein Fall von KETY und Mitarbeitern, der bei einem Liquordruck von 350 mm $H_2O$ einen Sauerstoffverbrauch von nur 1,7 cc/100 g pro Minute aufweist. In diesem Falle handelt es sich um eine Carcinommetastase in der hinteren Schädelgrube, und da eine bioptische Bestätigung nicht erfolgte, bestanden möglicherweise auch Großhirnmetastasen mit entsprechendem Hirnödem, die klinisch stumm blieben, aber die auffallend niedrige Sauerstoffaufnahme erklären können (s. Teil VII).

Sucht man nach einer Ursache für die zu niedrig liegenden Sauerstoffverbrauchswerte in den anderen Fällen, so hat man sich zunächst zu vergegenwärtigen, daß der Überschuß in der Sauerstoffversorgung des Hirns bei einem normalen arteriellen Mitteldruck von 100 mm Hg bei einer Liquordrucksteigerung über 30 mm Hg (rund 400 mm $H_2O$) abgeschöpft und bis zu dieser Höhe des Liquordrucks mit einer Abnahme des Sauerstoffverbrauchs nicht zu rechnen ist. Bevor zu dem Ergebnis der Korrelation Liquordruck-Hirnsauerstoffverbrauch Stellung genommen wird, soll der Sauerstoffverbrauch zum effektiven intrakraniellen Blutmitteldruck in Beziehung gesetzt werden, denn der Nachweis des Cushingreflexes, d. h. eines Mitgehens des arteriellen Blutdrucks mit dem Liquordruck, sagt noch nichts darüber aus, ob der Blutdruckanstieg bei der Liquordrucksteigerung in genügendem Ausmaße erfogt, um ein freies Intervall von 30 mm Hg voraussetzen zu dürfen.

Die *Korrelation des Hirnsauerstoffverbrauchs mit dem effektiven, intrakraniellen, arteriellen Mitteldruck* steht in Einklang mit den experimentellen Befunden, wonach von einem Mitteldruck von 70 mm Hg an abwärts eine Einschränkung der Sauerstoffaufnahme erwartet werden kann (Abb. 7). Mit Ausnahme des bereits diskutierten Falles von KETY und Mitarbeitern liegen die $O_2$-Verbrauchswerte oberhalb eines effektiven arteriellen Mitteldruckes von 70 mm Hg zwar im Normalbereich und sinken unterhalb dieses kritischen Mitteldruckes unter den Normalbereich von 3,5 $\pm$ 0,5 cc $O_2$/100 pro Minute ab. Bei der geringen Zahl der Fälle und der Streuung der Werte können wir jedoch nichts darüber aussagen, ob oberhalb eines effektiven arteriellen Mitteldruckes von 70 mm Hg die Hirnatmung tatsächlich normal ist. Es ist möglich, daß die $O_2$-Aufnahme durch das Hirn schon oberhalb 70 mm Hg Blutmitteldruck intrakraniell abnimmt, weil die kritische Schwelle wegen mangelnder Gewebsreaktion (s. unten) über 19 mm Hg $O_2$ venös liegt.

Dieses Ergebnis läßt eine bemerkenswerte Schlußfolgerung zu. Sie besteht darin, daß der *Cushingreflex nicht eine normale Drosselungstoleranz von 30 mm Hg unter allen Umständen garantiert.* Würde die reflektorische Blutdrucksteigerung bei Sauerstoffmangel der Medulla oblongata quantitativ ausreichend sein, so wäre nämlich ein Absinken der Hirnatmung, gemessen am Bruttosauerstoffverbrauch, frühestens bei einer Liquordrucksteigerung von 400 mm $H_2O$ zu erwarten.

Die Deutung dieser unvollkommenen Wirksamkeit des Cushingreflexes berührt ein sehr allgemeines Problem. Es ist dies das der Actio-Reactio, das immer dann entsteht, wenn eine Reaktion eine Funktionsstörung beheben soll, die Reaktion aber erst in Gang kommt, wenn die Störung der Funktion manifest geworden ist und die Gegenregulation unwirksam wird, wenn die Funktionsstörung als spezifischer Reiz nicht mehr wirksam ist. Auf den Cushingreflex bezogen heißt das, daß die Reactio, nämlich die Blutdrucksteigerung, eine Sauerstoffverbrauchsabnahme zur Voraussetzung hat und einem weiteren Fortschreiten der Atmungsabnahme entgegenwirken kann, daß die reaktive Blutdrucksteigerung aber nicht die Normalatmung des Hirns garantieren kann, weil unter dieser Voraussetzung dem Reflex der spezifische Reiz fehlt.

Wollte man das zu geringe Ausmaß der reaktiven Blutdrucksteigerung in einer Adaptation bei chronischer, kontinuierlicher, über Wochen und Monate gehender Beanspruchung der Reaktion oder in einer mangelnden Leistungsfähigkeit der Kreislaufperipherie sehen, so kann diese Deutung nicht befriedigen, weil die Peripherie sogar agonal noch zu einer Gefäßtonussteigerung in der Lage ist, die hypertonische Blutdruckwerte ermöglicht (GÄNSHIRT 1951 b).

Bei Heranziehung des Korrelationsdiagramms, das den *effektiven arteriellen Mitteldruck intrakraniell* mit der *Hirndurchblutung* in Beziehung setzt (Abb. 8), vermißt man eine im akuten Tierexperiment nachweisbare Reaktion der Hirngefäße. Indessen kann in unserem Diagramm wegen der Streuung der Einzelwerte eine solche Reaktion entgangen

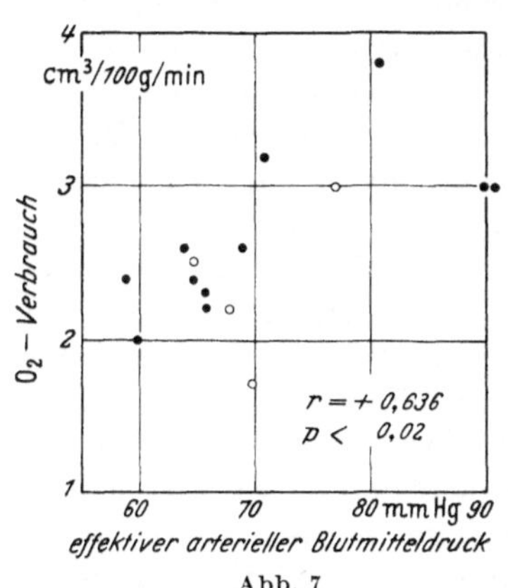

Abb. 7

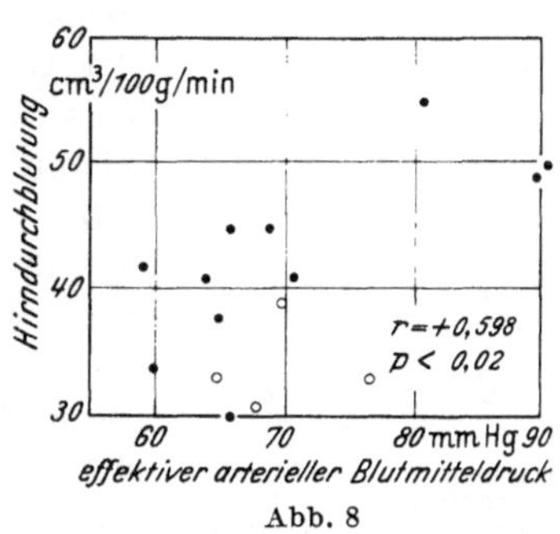

Abb. 8

Abb. 7. Sauerstoffverbrauch des Gehirns in Abhängigkeit vom effektiven arteriellen Blutmitteldruck. Von etwa 70 mm Hg Blutmitteldruck an abwärts sinkt die O$_2$-Aufnahme des Gehirns ab. Bei dem auffallend tief liegenden Wert des Sauerstoffsverbrauchs in einem Falle KETYs (70 mm Hg, 1,7 cc/100 g pro Minute) handelt es sich wahrscheinlich nicht um eine reine Liquordrucksteigerung, sondern um ein begleitendes Hirnödem

Abb. 8. Ein Absinken des effektiven arteriellen Blutmitteldruckes intrakraniell führt zu einer Abnahme der Hirndurchblutung. Eine reaktive Vasodilatation bei Blutdruckabfall ist in diesem Diagramm nicht nachweisbar

sein. Die Abb. 13 (S. 60), die den Sauerstoffverbrauch in Beziehung zur Hirndurchblutung setzt, liefert aber Anhaltspunkte für eine gefäßerweiternde Reaktion, weil bei verhältnismäßig hochliegender Hirndurchblutung bereits eine Atmungsabnahme des Hirns manifest ist, während bei extracerebral verursachter Durchblutungssenkung erst bei Hirndurchblutungswerten von 25 bis 30 cc/100 g pro Minute die Sauerstoffaufnahme gesenkt wird (kritische Schwelle). *Der Grund für diese Atmungsabnahme des Hirns bei ausreichender Durchblutung ist in einem Fehlen der Umstellungsreaktion des Gewebes zu sehen*, was im Folgenden begründet wird.

Ob unter klinischen Voraussetzungen das nervöse Gewebe selbst an den Umstellungsreaktionen teilnimmt und die Sauerstoffutilisation des Blutes mit Abnahme des Sauerstoffangebotes ansteigt, läßt sich an Hand einer Korrelation zwischen *effektivem, intrakraniellem, arteriellem Mitteldruck* und *arteriovenöser Sauerstoffdifferenz* oder zwischen letzterer und dem Grade der Liquordrucksteigerung beantworten. Eine bessere Utilisation wäre unter physiologischen Voraussetzungen dann gegeben, wenn unterhalb eines effektiven Blutmitteldruckes von 70 mm Hg die arteriovenöse O$_2$-Differenz ansteigen würde. Da der Cushingreflex, wie gezeigt werden konnte, in den betrachteten 15 klinischen Fällen nicht ausreichend wirksam und eine aktive Vasodilatation nicht nachweisbar ist, muß damit gerechnet werden, daß die Reaktion des Gewebes schon oberhalb eines Mitteldruckes von 70 mm Hg einsetzt. Dies scheint nach Abb. 9 zwar der Fall zu sein, mehr als der „Ansatz" einer Umstellungsreaktion des Gewebes ist diesem Diagramm jedoch nicht zu entnehmen und gegenüber der Vergrößerung der arteriovenösen Sauerstoffdifferenz bei extracerebral verursachter Durchblutungssenkung ist der Anstieg der $AVDO_2$ in den klinischen Fällen mit Liquordrucksteigerung enttäuschend gering.

Fassen wir das Ergebnis dieser klinischen Befunde zusammen, so ergibt sich:

1. *Ein Anstieg des Liquordruckes führt zu einer Abnahme der Hirndurchblutung.*

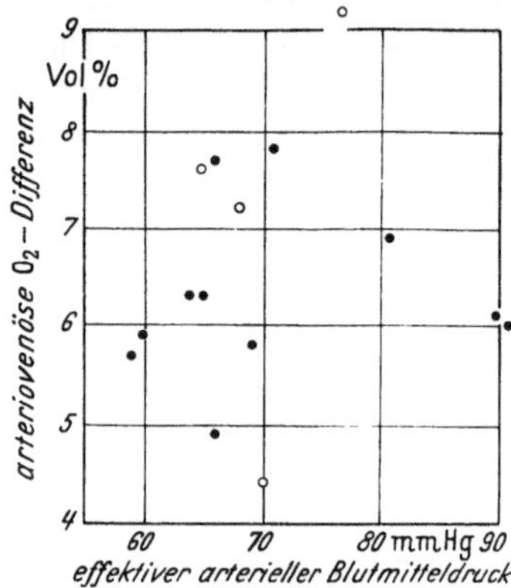


Abb. 9. Die arteriovenöse Sauerstoffdifferenz des Hirnblutes scheint bei fallendem intrakraniellem Blutdruck zunächst anzusteigen, dann abzufallen. Diese Reaktion der Gewebsseite auf $O_2$-Mangel ist jedoch verglichen mit der bei extracerebral bedingter Abnahme des arteriovenösen Blutdruckgefälles auftretenden Steigerung der $O_2$-Utilisation spärlich und statistisch nicht unterlegbar. Mittelwert und Streuung der arteriovenösen Sauerstoffdifferenz bei 30 Normalpersonen: 6,4 ± 1,2 Vol.-%

Eine Schwelle dieser Durchblutungsabnahme ist nicht erkennbar. Die Durchblutung nimmt ab, ohne daß die Hirnatmung zunächst zurückgeht.

2. *Ein Anstieg des Liquordruckes führt zu einem Anstieg des mittleren arteriellen Blutdruckes.* Der Cushingreflex behält auch unter klinischen Voraussetzungen Gültigkeit. Die Reaktion scheint schwellenabhängig zu sein und erst oberhalb von 30 mm Hg Liquordruck einzusetzen, was mit ihrem Wesen als einer Reaktion, die durch Sauerstoffmangel ausgelöst wird, gut vereinbar ist. Der Anstieg des Blutdruckes bei Liquordrucksteigerung ist jedoch nicht ausreichend, um eine Drosselungstoleranz der Hirndurchblutung zu gewährleisten, wie sie unter Normalbedingungen vorausgesetzt werden kann.

3. *Der Sauerstoffverbrauch des Gehirns nimmt bis herab zu einem effektiven, intrakraniellen, arteriellen Druck von etwa 70 mm Hg nicht nachweisbar ab. Darunter herrscht Sauerstoffmangel.* Eine aktive Vasodilatation, die eine Verbesserung der Sauerstoffversorgung unterhalb dieses intrakraniellen Blutdruckes gewährleisten könnte, ist anzunehmen.

4. *Die Reaktion des Gewebes selbst auf den Rückgang des Sauerstoffangebots ist auffallend spärlich* und nicht zu vergleichen mit jener, die bei einer Hirndurchblutungsminderung durch extracerebrale Ursachen die Regel ist.

## 4. Form, Mechanismus und Wirkungen des Sauerstoffmangels bei der Liquordrucksteigerung

Nach der Analyse der Vorgänge am Kreislauf und an der Hirnatmung beim Ansteigen des Liquordruckes, die sich auf tierexperimentelle physiologische Daten und vorwiegend eigene klinische Untersuchungen an Fällen mit tumorbedingter oder arachnitisch verursachter Liquorabflußstörung stützte, bleibt die Frage nach der Einordnung des Sauerstoffmangels bei erhöhtem Liquordruck in die in Teil III aufgeführten Formen zu beantworten.

Die beigebrachten Befunde belegen eindeutig, daß die Sauerstoffverbrauchsabnahme mit einer Minderung der Hirndurchblutung vergesellschaftet ist. Trotz der Umstellungsreaktion am Kreislauf sinkt die Hirndurchblutung und damit das

Sauerstoffangebot unter den Bedarf, so daß der Verbrauch eingeschränkt werden muß. Die Sauerstoffsättigung des Blutes in den Lungen bleibt von den Vorgängen im Schädelinnern unbeeinflußt, solange nicht agonale Verhältnisse eintreten. Für die Entstehung toxischer Produkte, die auf die Sauerstoffträger im Blut oder auf die biologische Oxydation wirken, finden sich Anhaltspunkte nicht. Der Sauerstofftransport im Gefäßsystem des Gehirns wird offenbar insuffizient, weil die Durchblutungsgröße infolge Zunahme des peripheren Gefäßwiderstandes abnimmt. Die Ursache für die Zunahme des cerebrovasculären Widerstandes ist die Liquordrucksteigerung. *Die Liquordrucksteigerung führt über eine Abnahme des arteriovenösen Blutdruckgefälles zu einer Durchblutungsminderung des Hirns und zu einem relativen Sauerstoffmangel, einer venösen Hypoxie.* Kennzeichnend für die venöse Hypoxie ist die Senkung des Sauerstoffdrucks im Capillar- und Venenblut unter die Norm.

Wie in Teil I, 1 ausgeführt wurde, wird der Sauerstoffdruck nomographisch aus der prozentualen $O_2$-Sättigung und dem pH des Blutplasmas errechnet, er kann neuerdings auch mittels direkter Methoden im Blut gemessen werden (OPITZ u. BARTELS 1955). Aus äußeren Gründen war uns die Möglichkeit zur Bestimmung des Sauerstoffdrucks und des Blut-pH versagt, während KETY und Mitarbeiter pH-Messungen vornehmen konnten. Es fehlen jedoch bei diesen Autoren Angaben über die prozentuale $O_2$-Sättigung des Blutes. Auch findet sich nichts darüber, ob der mitgeteilte pH-Wert sich auf Vollblut oder Blutplasma bezieht. Berücksichtigt man schließlich noch, daß im Falle 3 der Tabelle 1 wahrscheinlich neben der Liquordrucksteigerung noch ein Hirnödem bestand und es sich im Falle 1 und 2 um denselben Patienten handelt, so wird verständlich, daß derzeit noch nichts Bindendes zur Frage der venösen Sauerstoffdruckwerte im Hirnvenenblut bei Liquordrucksteigerung ausgesagt werden kann. Dieser Mangel enthebt uns indessen nicht der Aufgabe, andere Kriterien, die Licht auf diese Frage werfen können, zu diskutieren, nämlich jene der Abnahme der Hirnatmung und des Bewußtseinsverlustes.

Beim Vorliegen einer reinen venösen Hypoxie wäre eine Abnahme der Hirnatmung, gemessen an der $O_2$-Aufnahme, erst zu erwarten bei einem venösen $O_2$-Druck unter 19 mm Hg. Unter Beiseitelassen des Falles 3 der Tabelle 1, bei dem wahrscheinlich zusätzlich ein Hirnödem bestand, weisen 9 der in Betracht kommenden Patienten dieser Tabelle eine signifikante Sauerstoffverbrauchsabnahme auf, d. h. es müßte in diesen Fällen der $O_2$-Druck des Hirnvenenblutes unter die kritische Grenze von 19 mm Hg abgesunken sein. Da ein weiteres Kriterium einer Abnahme des $pO_2$ venös auf solch niedrige Werte der Bewußtseinsverlust ist, von den 9 Fällen jedoch nur 2 bewußtlos waren, besitzt diese Folgerung wenig Wahrscheinlichkeit. Der Widerspruch, der sich bei Annahme einer venösen Hypoxie dadurch ergibt, daß der Sauerstoffverbrauch in mehr als der Hälfte der Fälle meßbar eingeschränkt, das Bewußtsein aber erhalten ist, bedarf einer Diskussion. Diese vermag folgende Argumente anzuführen:

1. Die Intensität der venösen Hypoxie betrifft nicht alle Hirnteile gleichermaßen. Das Gehirn ist keine Kugel und die Schädelkapsel keine völlig geschlossene, in allen ihren Teilen gleichmäßig feste Hohlkugel. Infolge der besonderen Struktur des Gehirns und der Schädelkapsel wirkt sich der Liquordruck nicht auf alle Versorgungsbezirke gleich stark aus. Dort, wo Reserveräume zur Verfügung sind, bestehen Ausweichmöglichkeiten, wo das Hirn unmittelbar der knöchernen Kapsel oder den Duraduplikaturen der Falx und des Tentorium anliegt, sind diese nicht

gegeben. Ein Liquordruckanstieg vermindert die Durchblutung im letzteren Falle frühzeitig, in ersterem später. Ein $O_2$-Druckabfall unter die kritische Grenze und eine daraus folgende Einschränkung der Hirnatmung kann unter diesen Umständen in größeren Hirngebieten bereits statthaben, in anderen hingegen noch nicht. Das klinische Bild des Bewußtseinsverlustes ist zwar nicht lokalisierbar, das Syndrom steht jedoch auffallend häufig mit funktionellen oder anatomischen Störungen im Bereich des Hirnstammes in Korrelation. Es ist daher denkbar, daß je nach der Intensität der Hypoxie in verschiedenen Hirnregionen einmal bereits Abnahme des Bruttosauerstoffverbrauchs ohne Beeinträchtigung des Bewußtseinszustandes, oder Bewußtseinsverlust ohne statistisch schon signifikante Bruttosauerstoffverbrauchsabnahme besteht. Für letztere Möglichkeit bietet Fall 4 der Tabelle 1 ein Beispiel.

2. Die unterschiedliche Ausprägung der Hypoxie führt in den besonders intensiv betroffenen Gebieten zu Zelluntergang. Die Sauerstoffverbrauchsabnahme ist eine Verminderung des $O_2$-Bedarfs, dieser hat abgenommen, weil die Zahl der atmenden Elemente kleiner geworden ist. Diese Hypothese ist aus zwei Gründen nicht wahrscheinlich. Einmal erreicht nach operativer Beseitigung des Liquordrucks und seiner Ursache der Sauerstoffverbrauch des Gehirns nach wenigen Tagen wieder die normale Höhe, was die Fälle 9, 11 und 14 der Tabelle 1 erweisen (GÄNSHIRT u. TÖNNIS 1956), zum andern wies TÖNNIS (1948) darauf hin, daß Nachuntersuchungen bei operativ beseitigtem Hydrocephalus internus occlusus in der Regel eine völlige Rückbildung der Ventrikelerweiterung erkennen lassen.

3. Im Falle von intrakraniellen Geschwülsten wird die Atmung des Tumorgewebes mitgemessen, die wesentlich geringer ist als die Hirnatmung, und die den Bruttosauerstoffverbrauch des Gehirns scheinbar senkt. Diese Überlegung ist richtig, wenn ausgedehntere Geschwülste vorliegen, sie gibt aber keine Erklärung für die Fälle 14 und 15 der Tabelle 1, in denen eine Arachnitis zur Liquordrucksteigerung geführt hat.

4. Neben einer venösen Hypoxie besteht ein geweblich bedingter Sauerstoffmangel in der Umgebung der Geschwulst. Eine histotoxische Hypoxydose würde eine Parallelität von Hirnatmung und Sauerstoffmangelwirkung verständlich machen. Diese Möglichkeit ist zumindest nicht für die Fälle von gliomatösen Geschwülsten des Kleinhirns abzulehnen. Für die Fälle mit extracerebralen Tumoren der hinteren Schädelgrube und für die Liquordrucksteigerung bei Arachnitis könnte das Argument weniger befriedigen. Auch würde bei einem gewichtsmäßigen Anteil des Kleinhirns einschließlich der Medula oblongata von einem Achtel des Gesamthirngewichtes (RÖSSLE u. ROULET 1932) bei der Annahme eines normalen Sauerstoffverbrauchs von 3,5 cc/100 g pro Minute für das Gehirn und einer Verbrauchsabnahme auf 2,0 cc $O_2$/100 g pro Minute für Kleinhirn und verlängertes Mark der Bruttosauerstoffverbrauch um weniger als 6%, von 3,5 cc auf 3,3 cc sinken. Eine ähnliche Überschlagsrechnung läßt sich auch für Punkt 3 durchführen. Nimmt man dort einen 100 g wiegenden Kleinhirntumor an, der 0,5 cc $O_2$ in der Minute verbraucht, so würde der Bruttoverbrauch selbst bei dieser für die hintere Schädelgrube großen Geschwulst nur von 3,5 auf 3,3 cc $O_2$ zurückgehen. Beide Faktoren zusammen, Atmungsabnahme des Kleinhirns und der Medulla oblongata auf 2,0 cc $O_2$/100 g pro Minute und Tumoratmung von 0,5 cc $O_2$/100 g pro Minute würden sich in ihrem Einfluß auf den Brutto-$O_2$-Verbrauch des Hirns

addieren, die Gesamtatmung würde von 3,5 auf 3,1 cc $O_2$/100 g pro Minute abnehmen und damit immer noch im Bereich der Streuung normaler Personen liegen. Allein sind diese Faktoren nicht imstande, das Ausmaß der Atmungsabnahme zu erklären, sie können allenfalls unterstützend wirksam sein.

Stichhaltig bleibt demnach nur das Argument unter Punkt 1, zusätzlich in Betracht kommen Punkt 3 und 4: Eine nicht auf alle Hirngebiete gleich stark wirkende Minderung der Durchblutung und des Sauerstoffangebotes, verursacht durch die besondere Form und Unterteilung des Gehirns, durch die der Duraduplikaturen und durch die der Schädelkapsel. Es ist diese Erklärung übrigens auch tierexperimentell unterlegt. NOELL u. SCHNEIDER (1948 a) konnten in ihren Experimenten am Ort der Drucksetzung immer höhere Drucke registrieren als im übrigen Subarachnoidalraum und hier ergaben sich keine völlig einheitlichen Werte an verschiedenen Stellen. Die örtlichen Unterschiede in der Höhe des Liquordruckes sind aber nicht allein verantwortlich zu machen für die verschiedene Intensität der Sauerstoffversorgungsstörung, hinzu kommt noch die in Teil IV, 4 beschriebene Ungleichmäßigkeit, mit der sich eine Mangeldurchblutung auf die einzelnen Hirnteile auswirkt.

An Faktoren, die für eine Senkung des Bruttosauerstoffverbrauchs in unseren Fällen mit Liquordrucksteigerung verantwortlich sind, lassen sich somit herausstellen: Die *örtlich unterschiedliche Höhe des Liquordruckes*, die *Dissoziation der Durchströmung des Hirns* im Falle der Minderdurchblutung, der im Vergleich zur Hirnatmung *niedrige $O_2$-Verbrauch der Geschwulst*, eine zwar nicht sichergestellte, aber wahrscheinliche *histotoxische Schädigung der Gewebsatmung in der Umgebung von Geschwülsten* oder in entzündlich verändertem Gewebe und schließlich ein besonderer *asphyktischer Sauerstoffmangel im ödematösen Hirngewebe*, auf den im folgenden Kapitel näher eingegangen wird. Jeder einzelne Faktor für sich würde eine signifikante Bruttosauerstoffverbrauchsabnahme nicht herbeiführen können. Da aber immer mehrere Faktoren zusammenwirken, wird eine Abnahme der Hirnatmung verständlich.

Die Widersprüche, die der Annahme der Entstehung einer venösen Hypoxie des Gehirns bei ansteigendem Liquordruck entgegenstanden, erfahren durch diese Überlegungen eine zwanglose Erklärung .Auch die relativ rasche Erholung der Hirnatmung — gemessen am Bruttosauerstoffverbrauch — nach Beseitigung der Liquordrucksteigerung und die Wiederherstellung des normalen Hirnvolumens im Verlauf von Wochen und Monaten läßt sich mit unserer Ansicht gut vereinbaren.

Diese Ausführungen bedeuten jedoch nicht, daß die venöse Hypoxie bei Liquordrucksteigerung in jedem Falle und in allen Hirnteilen noch Versorgungsbedingungen gewährleistet, die über der kritischen Schwelle liegen. Die Atmungsabnahme des Gehirns beweist das Gegenteil. Die Abnahme des Sauerstoffverbrauchs ist bereits manifest, bevor die Durchblutung auf 50% der Norm gesunken (s. Abb. 13, S. 60) und dementsprechend der $O_2$-Druck venös auf 19 mm Hg abgefallen ist. Die kritische Schwelle kann deshalb nicht mehr bei 19 mm Hg liegen, sondern darüber. Dieser Anstieg der kritischen Schwelle wird verursacht durch die mangelnde Reaktion der Gewebsseite. *Das Gewebe vermag offenbar bei der Hypoxie durch Liquordrucksteigerung die $O_2$-Utilisation nicht oder nur wenig zu steigern*. Wir können diesen bemerkenswerten Umstand derzeit nur registrieren und gebührend betonen, vermögen ihn aber nicht befriedigend zu erklären.

Die Tatsache, daß trotz kritischen Sauerstoffmangels von 14 Fällen mit Liquordrucksteigerung nur 3 Fälle bewußtlos waren, läßt sich mit den Ergebnissen der akuten Tierexperimente ebenfalls nicht vereinbaren, sie erinnert aber an das Verhalten von Patienten mit perniciöser Anämie, deren Gehirn ebenfalls unterkritisch mit Sauerstoff versorgt ist, die klinische Wirkungen von seiten des Zentralnervensystems aber häufig vermissen lassen. Hier spielt offensichtlich das Problem der Akuität, mit der ein Sauerstoffmangel entsteht, herein, das eng verknüpft ist mit jenem der Potenz des nervösen Gewebes zur gegenseitigen Stellvertretung.

Es steht die Frage noch offen, um welche besondere *Unterform der venösen Hypoxie* es sich handelt. Hierzu hat man sich die einzelnen Vorgänge, die sich im Schädelinnern beim Zustandekommen der Hypoxie abspielen, noch einmal zu vergegenwärtigen. Die Umstellungsreaktionen sollen hier der Klarheit halber beiseite gelassen werden, sie sind bereits eingehend diskutiert. Der Anstieg des Liquordruckes erhöht den peripheren Gefäßwiderstand, verkleinert hierdurch das arteriovenöse Druckgefälle und damit die Hirndurchblutung. Die Mangeldurchblutung führt zu einer Abnahme des Sauerstoffangebots und schließlich zu einem Sauerstoffmangel. Das Absinken der Durchblutung muß daneben eine Minderung des Nährstoffangebotes, eine Verschlechterung der Metabolitabfuhr und des Wasseraustausches im Gefolge haben. Dies sind die Kriterien, die auf eine *ischämische Hypoxydose* zutreffen. Wir hätten demzufolge die klinischen Wirkungen, die ein Sauerstoffmangel bei Verschlußhydrocephalus hervorruft, auf eine ischämische Hypoxydose zu beziehen.

Mit einiger Vorsicht lassen sich durch Vergleich der klinischen *Symptome beim Krankheitsbild des Verschlußhydrocephalus* und dem des experimentellen Sauerstoffmangels beim Menschen diese Wirkungen näher definieren, wenngleich sich letzterer in der Hauptsache auf den äußeren, absoluten Sauerstoffmangel (Höhenkrankheit, Unterdruck) bezieht. Kein Zweifel dürfte daran bestehen, daß die Beeinträchtigung höherer psychischer Funktionen, der Kritikfähigkeit, der Konzentrationsfähigkeit, der Permanenz gedanklicher Leistung, schließlich der Merkfähigkeit, nicht als Ausdruck örtlicher Läsion nervöser Elemente der hinteren Schädelgrube aufgefaßt werden können, in der die zum Verschlußhydrocephalus führenden Krankheitsprozesse meist lokalisiert sind. Hierfür spricht nicht allein die oben angeführte Analogie mit den Erscheinungen des äußeren Sauerstoffmangels und der perakuten Hirnischämie, die Opitz (zit. n. Opitz u. Schneider 1950) im Selbstversuch wiederholt durchführte, sondern auch die Gleichartigkeit der psychischen Funktionsstörungen unabhängig davon, ob der Verschluß der Liquorwege im Bereich des vierten Ventrikels, des Aquäduktes oder des dritten Ventrikels gelegen ist. Auch die zeitliche Koinzidenz des Auftretens dieser psychischen Störungen mit den ersten subjektiven Beschwerden des gesteigerten intrakraniellen Druckes läßt sich hiermit gut vereinbaren. Gleichartige Überlegungen gelten für die Bewußtseinsstörung, sofern darunter nur die Bewußtseinstrübung in ihren verschiedenen Graden verstanden wird. Sie ist, worauf schon hingewiesen wurde, bei der einfachen Liquordrucksteigerung ein relativ seltenes und spätes Symptom im Gegensatz zu der Schädelinnendrucksteigerung im Gefolge eines Hirnödems.

Die beim Verschußhydrocephalus auftretenden Allgemeinveränderungen der *hirnelektrischen Spontanaktivität,* die beim Erwachsenen in einer allgemeinen Spannungsreduktion ohne oder mit einer generalisierten, mäßigen Frequenzabnahme bestehen, dürften ebenfalls Wirkungen der venösen Hypoxie darstellen und nicht über hypothetische Bahnen fortgeleitete, örtliche Störungen im Kleinhirn, Hirnstamm oder Hypothalamus sein, wie dies immer wieder unter Anwendung mehr oder weniger großen Zwanges auf die Faseranatomie des Gehirns glaubhaft zu machen versucht wird. Lediglich die nicht selten bei Geschwülsten des Kleinhirns zu beobachtende einseitige, occipitale Spannungsminderung des Alpharhythmus hat wahrscheinlich als Ursache eine örtliche Durchblutungsdrosselung in einer Arteria cerebri posterior, die durch die Cisterna ambiens verläuft und dort durch ödematöse Kleinhirnteile, die in diese Cisterne meist einseitig vortreten, komprimiert werden kann. Aber auch dieser hirnelektrische Effekt wäre letztlich Ausdruck einer ischämischen Hypoxydose, allerdings einer solchen auf anderem Wege als durch unmittelbare Liquordrucksteigerung ausgelösten. Dieser Mechanismus soll später (Teil VIII, 2) nach Abhandlung des Sauerstoffmangels beim Hirnödem, näher betrachtet werden.

## 5. Zusammenfassung zu VI

Die 3 ätiologischen Formen der Liquordrucksteigerung, der hypersekretorische, der aresorptive und der Verschlußhydrocephalus, werden gemeinsam betrachtet, weil sie hydrodynamisch gesehen als Liquorpassagebehinderung an verschiedenen Stellen der Liquorwege aufgefaßt werden können. Das klinische Bild der reinen Liquordrucksteigerung wird in der Regel lange Zeit von subjektiven Symptomen beherrscht, oft folgen dann schon Erscheinungen, die durch verlagerte Hirnteile ausgelöst werden (Stauungspapille, Einklemmung), erst verhältnismäßig spät kommt es zur Beeinträchtigung der psychischen Leistungsfähigkeit und zur Bewußtseinsstörung. Die elektrischen Spontanschwankungen des EEG zeigen mäßige Allgemeinveränderungen in Form von Spannungsminderung oder Frequenzabnahme.

Im Beginn einer Liquordrucksteigerung nimmt das Sauerstoffangebot für das Gehirn entsprechend der Durchblutungsminderung ab. Diese Abnahme des $O_2$-Angebotes hat zunächst weder eine Einschränkung der Hirnatmung noch überhaupt nachweisbare reaktive Umstellungen am Kreislauf im Gefolge, weil die ursprüngliche Sauerstoffversorgung überschießend war und dieser Überschuß zunächst abgeschöpft wird. Das freie Intervall, in dem das Sauerstoffangebot folgenlos gedrosselt werden kann, findet ein Ende beim Erreichen eines arteriellen Mitteldruckes im Gehirn von 70 mm Hg, die Größe dieses Intervalls ist nicht allein abhängig von der absoluten Höhe des Liquordruckes, sondern auch von der Blutdruckhöhe. Man darf annehmen, daß bei einem Ausgangsblutmitteldruck von 100 mm Hg während eines Anstieges des Liquordruckes auf 30 mm Hg der Sauerstoffdruck im venösen Hirnblut über der kritischen Schwelle von 19 mm Hg liegt und die Gewebsatmung unbeeinflußt bleibt. Sinkt der arterielle, intrakranielle Blutmitteldruck unter 70 mm Hg, so werden Umstellungsreaktionen, die einem Sauerstoffmangel steuern können, nachweisbar, und zwar einmal der Cushingreflex, die reaktive Blutdrucksteigerung, zum anderen die reaktive Gefäßerweiterung. Die Reaktion der Gewebsseite ist hingegen dürftig, wenn nicht überhaupt fehlend. Der kritische Sauerstoffdruck liegt deshalb nicht mehr bei 19 mm Hg venös, sondern über diesem Wert, d. h. die Gewebsatmung nimmt schon bei höherem $pO_2$ venös ab, als dies bei extracerebral verursachtem Blutmangel des Hirns der Fall wäre.

Weitere Gründe für die vorzeitige Abnahme des Bruttosauerstoffverbrauchs sind in der Form und Unterteilung des Hirns und in der Dissoziation der Hirndurchblutung bei Mangeldurchströmung zu sehen. Diese Umstände bringen es mit sich, daß bei der Liquordrucksteigerung die Intensität der venösen Hypoxie örtlich unterschiedlich sein kann, d. h. während Hirnteile dank der Umstellungsreaktionen noch so ausreichend mit Sauerstoff versorgt werden, daß sie ihren Bedarf ohne Abnahme der Zellatmung decken können, müssen sich andere Hirnregionen hinsichtlich des $O_2$-Angebotes bereits im kritischen Bereich oder darunter befinden, in dem die $O_2$-Aufnahme zurückgeht und der Bruttosauerstoffverbrauch daher unter der Norm liegend gefunden werden muß. In Tumorfällen spielt daneben die Geschwulstatmung und das Begleitödem eine Rolle bei der Abnahme des Sauerstoffverbrauchs. Bei Berücksichtigung aller dieser Besonderheiten ist der Schluß berechtigt, daß bei liquorstauungsbedingter Schädelinnendrucksteigerung eine Sauerstoffversorgungsstörung von der Art einer venösen Hypoxie im Vordergrund steht.

Der spezifische Reiz für die reaktive Blutdrucksteigerung bei intrakraniellem Druckanstieg ist auch beim Menschen der Sauerstoffmangel. Die reaktive Blutdrucksteigerung führt aber nicht zu hypertonischen Blutdruckwerten und sie garantiert nicht eine Drosselungstoleranz der Blutströmung bis zu einem Liquordruck von 30 mm Hg.

Die zentralen Funktionsstörungen bei der Liquordrucksteigerung sind reversibel, sofern der Sauerstoffmangel die kritische Grenze noch nicht erreicht hat, da in diesem Bereich der Zeitfaktor unwesentlich ist. Reversibilität besteht auch dann noch, wenn trotz gesunkener $O_2$-Aufnahme infolge kritisch gewordenen Sauerstoffmangels der Erhaltungsumsatz des Gewebes gewährleistet bleibt oder die komplette Wiederbelebungszeit nicht überschritten wird. Mit der Annahme einer venösen Hypoxie bei der Liquordrucksteigerung ist deshalb gut zu vereinbaren die klinische Beobachtung der Reparabilität der Formveränderungen des Gehirns und die Wiederherstellung normaler Hirnatmung nach Rückbildung der Schädelinnendrucksteigerung, wenn diese nicht über Jahre bestanden hat.

Die objektivierbaren klinischen Erscheinungen des Verschlußhydrocephalus, die Beeinträchtigung höherer psychischer Funktionen und die Allgemeinveränderungen des Elektrencephalogramms dürfen einer ischämischen Hypoxydose zur Last gelegt werden.

## VII. Sauerstoffmangel beim Hirnödem

### 1. Allgemeines zur Hirnvolumenvermehrung

Häufiger noch als eine Stauung des Liquors liegt der Schädelinnendrucksteigerung eine Volumenzunahme des Hirns selbst zugrunde. Diese Volumenvermehrung ist auf dem Sektionstisch augenfällig, sie betrifft, wie schon mit unbewaffnetem Auge feststellbar ist, eine oder beide Großhirnhemisphären, kommt auch im Kleinhirn vor, ist im Markweiß der Hemisphären meist wesentlich deutlicher als in den grauen Gebieten der Rinde und der Stammganglien und im Hirnstamm. Beim Aufblick auf das unsezierte Hirn, bei dem es prämortal zu einer Volumenzunahme gekommen ist, imponieren die abgeplatteten Windungen und die verstrichenen Sulci, die den Schluß auf eine Anpressung der Rinde an die Innenfläche der Schädelkapsel zulassen. Genaueres Betrachten läßt ein Vortreten der Hirnteile erkennen, die an Reserveräume, Cisternen, angrenzen, so daß diese Reserveräume von der benachbarten Hirnsubstanz in Anspruch genommen werden. Diese sog. Cisternenverquellungen (SPATZ u. STROESCU 1934) sind Ausweichvorgänge infolge der Volumenzunahme des Hirns, sie erreichen nicht selten so erhebliche Grade, daß Hirnteile in benachbarte Schädelgruben vordringen, so z. B. Temporallappenteile in die vordere oder hintere Schädelgrube, basale Stirnlappenpartien und orale Kleinhirnteile in die mittlere oder die Kleinhirntonsillen aus dem Foramen occipitale magnum heraus in den Spinalkanal. Wo Geschwülste Anlaß zu Volumenvermehrung geben, ist diese überwiegend asymmetrisch ausgeprägt, die Geschwulsthemisphäre ist stärker oder auch allein betroffen. Dies führt zum Vorgang der sog. Massenverschiebung (HASENJÄGER u. SPATZ 1937, RIESSNER u. ZÜLCH 1939, TÖNNIS, RIESSNER u. ZÜLCH 1940, PERRET 1941), unter der sowohl Verschiebung von Hirnteilen in sagittaler sowie in seitlicher Richtung zu verstehen ist. Diese Erscheinungen des Volumen cerebri auctum sind bereits äußerlich am Hirn gut sichtbar und lassen nicht selten schon erkennen, ob die Volumenvermehrung eine generalisierte ist, wie sie bei einer Vielzahl neurologischer, psychiatrischer und interner Erkrankungen angetroffen wird, oder ob sie von einem örtlichen Prozeß, einer Geschwulst, einem Absceß, einer Blutung ausgeht und wohin dieser Krankheitsherd zu lokalisieren ist.

Der Volumenvermehrung des Hirns können 2, in der deutschen Pathologie grundsätzlich getrennte, pathologisch-anatomische Veränderungen zugrunde liegen, einmal die *Hirnödeme*, zum andern die *Hirnschwellung*. *Beide Veränderungen führen zwar, wenn ihre Ausdehnung groß genug ist, zu einer Vermehrung des Hirnvolumens, müssen aber nicht zwangsläufig eine Steigerung auch des Schädelinnendruckes im Gefolge haben.* Der intrakranielle Druck ist in diesen Fällen abhängig vom Verhältnis des Hirnvolumens zum intrakraniellen Raum. Hier besteht im Durchschnitt eine räumliche Reserve von 10%, die jedoch nicht geringen konstitutionellen und altersmäßigen Schwankungen unterworfen ist. Wenn andererseits klinisch das Bild des Hirndrucks besteht, kann hieraus keinesfalls auf eine Volumenvermehrung des Hirns geschlossen werden. Hirnödem und Hirnschwellung sind pathologisch-anatomische Diagnosen und keine klinischen (REICHARDT 1957).

**a) Die Hirnödeme.** Der Zusammensetzung nach unterscheidet man eiweißarme Ödeme, die den Charakter eines Transsudates haben, von eiweißreichen, die eher Exsudate darstellen. Eine grundsätzliche Verschiedenheit der Hirnödeme von den Ödemen anderer Körperorgane besteht nicht. Geordnet nach der Ätiologie kennt die allgemeine Pathologie Stauungsödeme, vasomotorische, entzündliche, infektiöse und toxische Ödeme. Auch diese Einteilung läßt sich auf die Hirnödeme übertragen. Hinsichtlich ihrer Entstehung teilt REICHARDT (1957) die Hirnödeme ein in hämodynamische und solche, die durch eine Störung der Bluthirnschranke verursacht werden, während die Franzosen ein zirkulatorisch bedingtes und ein aktives, vasomotorisches Ödem kennen und beide Formen gemeinsam beim Vorliegen eines Hirntumors annehmen (VINCENT, LE BEAU u. GUIOT 1947). Die hämodynamischen Ödeme tragen mehr den Charakter von Transsudaten, die auf Schrankenstörungen basierenden jenen von Exsudaten. Nach SCHOLZ (1949) sind es die eiweißreichen Ödeme, die zu multiplen Herden ausgefällten Eiweißes führen können, das die Gewebsatmung im Sinne einer sekundären Hypoxydose beeinträchtigt. Andererseits können sich aber beim „reinen" Ödemschaden inmitten von schwersten spongiös-gliösen Narbengebieten auch noch erhaltene Purkinjezellen, die besonders sauerstoffmangelempfindlich sind, finden.

Eine Schrankenstörung darf man annehmen bei allen Ödemen durch Vergiftungen (Urämie, Kohlenoxyd, Insulin), bei Entzündungen des Hirns und seiner Häute, beim Hirntrauma und bei Hirntumoren (REICHARDT 1957). Es ist dabei wichtig, daß nach MASSHOFF, GRANER u. HELLMANN (1949) *die Schädigung des Capillarendothels sowohl vom Blut wie vom Gewebe her erfolgen kann.*

Hinsichtlich der Intensität der Hirnödeme unterschied schon ROKITANSKY (1856) eine leichte Form, bei der man die Schnittfläche des Hirns feucht findet und das Mark einen ungewöhnlichen Glanz aufweist, die Konsistenz aber nicht verändert ist, von einer schwereren Form mit feuchter, weicher, teigiger Hirnmasse. In schwersten Fällen ist das Hirn wäßrig, zerfließlich und läßt reichlich Flüssigkeit austreten. Wenngleich es ödematöse Hirne mit gestauten Venen gibt, ist das Hirn beim Ödem in der Regel blaß und in der Konsistenz vermindert (JABUREK 1936a, SCHEINKER 1938, ZÜLCH 1943). Eine klebrige Beschaffenheit gehört ebenfalls nicht zum Ödem (REICHARDT 1957).

Was die Lokalisation der Hirnödeme anlangt, so trennt JABUREK (1936b) sog. ödembereite Zonen — Marklager des Stirn-, Scheitel-, Hinterhaupt- und Schläfenlappens — von weniger ödembereiten Gebieten — basale Kerne, Hirnstamm —. Nach REICHARDT (1957) ist die graue Substanz jedoch keineswegs immer ödemfrei. Besteht ein stärkerer Hirndruck, so kann allerdings die Flüssigkeit aus der Großhirnrinde ausgepreßt werden und diese in ihrer Konsistenz eher vermehrt sein. Bei Hirntumoren bildet sich zunächst ein lokalisiertes Ödem um die Geschwulst, dessen Ausbreitung vom Sitz und der Malignität des Tumors abhängt.

Auf die Histologie der Hirnödeme (GREENFIELD 1939, JACOB 1947) soll in diesem Zusammenhang nicht näher eingegangen werden. Nach SCHOLZ (1949) kann man histologisch nur dann von einem Hirnödem sprechen, wenn nicht nur die perivasculären und pericellulären Räume erweitert sind, sondern wenn auch das Grundgewebe aufgelockert ist.

Die Untersuchungen über das spezifische Gewicht (BURKHARDT 1947, ZEN RUFFINEN 1954) an ödematösen Gehirnen und solchen mit Hirnschwellung haben keine eindeutigen Resultate gebracht. REICHARDT (1957) warnt vor dem Kurzschluß, ein Ödem bei niedrigem und eine Schwellung bei hohem spezifischen Gewicht anzunehmen.

Physikalisch-chemisch definieren C. u. H. SELBACH (1949) das Hirnödem als einen Zustand, bei dem eine absolute Vermehrung des im gesamten Gewebe befindlichen Wassers (mit relativer Verminderung der Trockensubstanz), eine absolute Verminderung der stickstoffhaltigen Substanzen sowie eine Anreicherung mit sauren Valenzen vorliegt.

**b) Die Hirnschwellung.** Der Begriff der Hirnschwellung wurde von M. REICHARDT 1905 geprägt. Gemeinsam ist der Hirnschwellung und dem Hirnödem, daß sie zu einer Volumenvermehrung des Hirns führen. Makroskopisch zeichnet sich ein geschwollenes Hirn durch Trockenheit, vermehrte Konsistenz bis zur Starrheit oder gleichsam Erigiertheit aus, jedoch entgegen früheren Mitteilungen dieses Autors nicht durch Klebrigkeit. Eine erkennbare Hyperämie besteht nicht, eher ein zu geringer Blutgehalt, es handelt sich auch nicht um die der allgemeinen Pathologie bekannten Formen einer Organvolumenvermehrung im Sinne der Hypertrophie, Hyperplasie, Entzündung, Geschwulstbildung oder einer Vermehrung freier Flüssigkeit. Eine Abgrenzung gegen das Hirnödem ist durchaus nicht immer leicht, da das Merkmal der Trockenheit der Hirnsubstanz auch beim Ödem zu finden ist, wenn die Flüssigkeit durch Hirndrucksteigerung ausgepreßt wird. Auch kann beim Ödem Konsistenzvermehrung vorliegen, wenn es zu einer sekundären Parenchymbildung gekommen ist.

Die Ergebnisse der Substanzdichtemessungen (spezifisches Gewicht) zeigen große Schwankungen. Neuere Untersuchungen, wobei mit sog. Pyknometern kleine Hirnteile entnommen und gewogen werden (REICHARDT 1957), sind noch nicht abgeschlossen. Die Ursache der Trockenheit sieht REICHARDT in einer festen Bindung freier Flüssigkeit in der kolloidalen Hirnmaterie. Ein Eintritt von Eiweißstoffen in die Hirnsubstanz (RIEBELING 1939, WILKE 1952b) wurde schon von REICHARDT vor 50 Jahren vermutet. Die gleichzeitige, spärliche oder versiegte Liquorproduktion bei der echten Hirnschwellung läßt an einen übergeordneten, unbekannten Krankheitsprozeß denken (REICHARDT 1957). Offenbar besteht auch nach neuen Untersuchungen ein erhöhtes Quellungsvermögen solcher Hirne, die zur Hirnschwellung neigen (HEYDE, zit. n. REICHARDT 1957), während HÄUSSLER (1937) eine vermehrte Quellungsfähigkeit geschwollener Hirne im Vergleich mit normalen nicht nachweisen konnte. SELBACH (1941) und PETERS u. SELBACH (1943) nehmen eine Stoffwechselverlagerung zur alkalischen Seite hin bei der Hirnschwellung an. In alkalischem Milieu und in wäßriger Umgebung nimmt das Hirngewebe unaufhaltsam und sehr rasch an Volumen zu, im sauren Bereich erfolgt eine Zunahme hingegen nur langsam und stufenweise.

Was die histologischen Befunde bei der Hirnschwellung anlangt, so wurden sehr mannigfaltige Veränderungen mitgeteilt (HÄUSSLER 1937, STOCHDORPH 1948, ROTHSCHILD 1953). REICHARDT selbst konnte jedoch niemals histologische Veränderungen feststellen, die die Volumenvermehrung des Hirns hätten erklären können. Zum gleichen Ergebnis kamen NONNE, HENNEBERG u. FINKELNBURG (zit. n. APELT 1910). Die von SPATZ (1929) als charakteristischer Befund der Hirnschwellung mitgeteilte Klasmatodendrose lehnten GRÜNTHAL (1936) und ROTHSCHILD (1953) als Kriterium der Hirnschwellung ab und SCHMINCKE (1936) erklärte sie gar für eine postmortale Veränderung.

Hinsichtlich der Lokalisation des Schwellungsvorgangs sind zu nennen das Großhirnhemisphärenmark, der Hirnstamm kann in Form einer inneren Schwellung beteiligt sein, auch das verlängerte Mark bleibt nicht frei (HASENJÄGER u. SPATZ 1937) und dem Kleinhirn räumt REICHARDT (1957) sogar eine bevorzugte Stellung ein. Ein Nebeneinanderbestehen von Hirnödem und Hirnschwellung scheint diesem Autor nicht ganz unmöglich, er lehnt aber einen Übergang vom Ödem zur Schwellung, den JABUREK (1936a) und SCHEINKER (1939) postulierten, ab. *Was die sog. symptomatische Hirnschwellung* (SPATZ 1929) *bei Hirngeschwülsten angeht, so neigt sich nach* REICHARDT (1957) *die Waagschale doch mehr und mehr zur Seite des Hirnödems.* Echte Hirnschwellung ist außerhalb der Psychiatrie selten, ihr Vorkommen im wesentlichen auf die Schizophrenie, Epilepsie und die Progressive Paralyse beschränkt (REICHARDT 1957).

Wesentlich Neues zum Problem Hirnschwellung-Hirnödem haben die letzten Jahre, man darf sogar sagen Jahrzehnte, nicht gebracht. Dies erweisen auch die großen Übersichtsreferate aus jüngerer Zeit (GERLACH 1951, RIEBELING 1953, ZÜLCH 1952, 1953). Der orginellste neuere Beitrag ist der von WILKE (1951, 1952a), der in der Hirnschwellung einen Polymerisationsvorgang zur Entgiftung toxischer, ungesättigter Verbindungen durch ein gewebseigenes, katalysierendes Redoxsystem sieht und seine Hypothese am Modell der Acrylamidwirkung zu fundieren versucht. Man wird bei der Lektüre der Wilkeschen Arbeiten an die alte Antonsche Vorstellung (1909) vom Wesen des Hirndrucks als Selbstheilungsvorgang erinnert.

Bei dem gegenwärtigen Stande der Diskussion um das Problem der Hirnschwellung und des Hirnödems tun wir gut daran, für unsere *weiteren Ausführungen nur vom Hirnödem* zu sprechen und uns dabei bewußt zu bleiben, daß es mehrere Formen von Hirnödem mit verschiedener Ätiologie und unterschiedlicher Zusammensetzung hinsichtlich flüssiger und fester Bestandteile gibt. Einer besonderen Abhandlung bedarf in unserem Zusammenhang lediglich ein Problem, das in den letzten Jahren immer mehr in den Vordergrund rückt und mit einem Sauerstoffmangel in teils engere, teils losere Verbindung gebracht wird, nämlich die Bedeutung der Bluthirnschranke für die Ödementstehung.

## 2. Die Permeabilitätsfrage

Das Permeabilitätsproblem beim Hirnödem ist ein solches der Bluthirnschranke. Die auffallende größenordnungsmäßige Übereinstimmung der Elektrolytkonzentration im Serumfiltrat und im Ödem läßt an der vorwiegenden Entstehung des Ödems aus der Blutflüssigkeit kaum einen Zweifel (WALLACE 1947).

Bestandteile des Blutes, für die die Capillarwand — das anatomische Substrat der Bluthirnschranke, bestehend aus Capillarendothel und Grundhäutchen (NIESSING 1952) — unter normalen Voraussetzungen undurchdringlich ist, können dieses Hindernis offenbar passieren, wenn die Voraussetzungen, die zu einem Hirnödem führen, gegeben sind. Diese Voraussetzungen sind bis heute jedoch nur unvollkommen bekannt, wenngleich es an Methoden, die zur Prüfung der Bluthirnschranke herangezogen werden, nicht fehlt.

Die methodische Schwierigkeit liegt darin, einerseits möglichst empfindliche Indicatoren zu finden, d. h. solche, die auch noch in sehr geringer Konzentration im Gewebe direkt (Farbstoffe) oder indirekt (Krampfauslösung durch Cocain) nachzuweisen sind, die aber andererseits die Dichte der Schranke nach keiner Seite hin beeinflussen. BECKER u. QUADBECK (1951) glaubten, im Triphenyltetrazoliumchlorid einen geeigneten Farbstoff gefunden zu haben, der dem ansonsten gebrauchten Trypanblau überlegen sei. Neuerdings werden in zunehmendem Maße auch radioaktive Substanzen benutzt wie Phosphor (BAKAY 1951) oder Thorium (WIEMERS, MAURER u. NIKLAS 1950). Die Untersuchungen der letzten Jahre ergaben eine schrankenabdichtende Wirkung von Rutin (QUADBECK u. RANDERATH 1953), Pendiomid und Venostasin (GÄDEKE 1954), keinen nachweisbaren Einfluß auf die Bluthirnschranke hatten Adrenalin, Pituitrin, Theocin, Natriumlactat, Urethan, Histamin, Hexamin, Glycerin und Äther (HURST u. DAVIES 1950). Eine vermehrte Durchlässigkeit findet sich nach ACTH (GÄDEKE 1954) und im anaphylaktischen Schock (BERG 1951).

Die große Dichte der Bluthirnschranke scheint nach neuesten elektronenmikroskopischen Untersuchungen von E. A. MAYNARD u. D. C. PEASE (zit. n. FULTON 1955) auch ein entsprechendes morphologisches Korrelat im Aufbau des Capillarendothels im Gehirn zu haben. Die sich überlappenden Endothelzellen bilden offenbar feine, schräg durch die Capillarwand verlaufende, relativ lange Spalten. Damit wird eine sehr viel größere Oberfläche der Endothelanteile erreicht, die die eigentliche Schranke bilden, als dies bei einer radiären Anordnung der Spalten und Kanäle der Fall sein könnte. Von außen wird das Capillarendothel von Gliafüßen nahezu vollständig eingefaßt, ein Virchow-Robinscher Raum läßt sich auf Capillarebene nicht nachweisen. Nervenfasern und selbst Ganglienzellkörper treten mitunter direkt mit der Endothelwand in Kontakt.

Für die in unserem Zusammenhang besonders interessierende Frage nach dem Verhalten der Bluthirnschranke im Sauerstoffmangel sind die Befunde widersprechend. Während BASSET, ROGERS, CHERRY u. GRUZHIT (1953) glauben, einen Einfluß der Anoxie auf den Zusammenbruch der Bluthirnschranke ablehnen zu müssen und EICH u. WIEMERS (1950) im akuten Sauerstoffmangel bei Verwendung von Trypanblau als Indicator keine vermehrte Durchlässigkeit der Schranke nachweisen konnten, finden BECKER u. QUADBECK (1952) schon im mittleren Sauerstoffmangel, der noch keine histologisch faßbaren hypoxydotischen Gewebsveränderungen verursacht, eine frühzeitige und gesetzmäßige Durchlässigkeit der Bluthirnschranke, wenn sie als Indicator den Farbstoff Astralviolett benutzten. Während Sauerstoffmangel zwar allein zu einer Schrankendurchbrechung für Astralviolett führt, aber keine Flüssigkeit ins Gewebe einströmen läßt, kann ein Flüssigkeitseinstrom mit Entstehung eines Hirnödems dann beobachtet werden, wenn Paraffinplomben zwischen Schädelkapsel und Hirn oder Staphylokokkenkulturen ins Gehirn von Tieren eingebracht werden (BECKER u. GERLACH 1952). Diese Autoren glauben deshalb, daß zur Entstehung eines Hirnödems mindestens 2 Faktoren zusammenwirken müssen, eine generalisierte Schrankenstörung und eine Quellungsbereitschaft des Hirnparenchyms. Einen Konzentrationsanstieg von

P$^{32}$, der auf einen Schrankendurchbruch schließen läßt, konnte BAKAY (1955) in verletzten und infarcierten Hirngebieten beobachten. Die Schrankenstörung wird offenbar schon innerhalb von Stunden nachweisbar, erreicht nach 1—2 Tagen ihren Höhepunkt und geht erst im Verlauf von Wochen zurück. Es ist möglich, daß in den Experimenten von EICH und WIEMERS der Sauerstoffmangel nicht lange genug anhielt, um eine Durchlässigkeit der Schranke hervorzurufen, oder Trypanblau ist weniger geeignet zum Nachweis einer Schrankenstörung als Astralviolett, eine Möglichkeit, die EICH u. WIEMERS selbst einräumen. Dort übrigens, wo Trypanblau infolge ungenügender Auflösung Emboli oder Thromben im Gefäß bildete, diffundierte der Farbstoff ins Gewebe.

Während in der tierexperimentellen Forschung die Diskussion um den Einfluß des Sauerstoffmangels auf die Bluthirnschranke noch nicht abgeschlossen war, wenngleich inzwischen mehr für einen schrankendurchbrechenden Effekt des $O_2$-Mangels als gegen einen solchen sprach, war man in der Klinik mancherorts bereits von einem Einfluß des Sauerstoffmangels auf die Bluthirnschranke überzeugt (PENTSCHEW 1950, MAYERHOFER 1952). Indessen kann es nicht die vornehmste Aufgabe des Klinikers sein, sich den gerade modernen theoretischen Auffassungen gutgläubig anzuschließen. Studiert man nämlich aufmerksam die Arbeit von EICH u. WIEMERS, so kann man sich ihren Schlußfolgerungen nicht entziehen. Die Argumente dieser Autoren sind: Eine schädigende Wirkung des $O_2$-Mangels auf das anatomische Substrat der Bluthirnschranke ist deshalb unwahrscheinlich, weil der Sauerstoffdruck am Capillarendothel immer höher ist als im Gewebe selbst und das Capillarendothel eine große Oberfläche bei vergleichsweise geringer Schichtdicke besitzt. Auch dürfte dieses Endothel, gemessen an seiner Zelldifferenzierung, sehr widerstandsfähig gegen $O_2$-Mangel sein. Und dennoch mußten wir uns im gleichen Institut mit EICH u. WIEMERS kurz darauf davon überzeugen, daß auch bei akutem Sauerstoffentzug eine Schrankenstörung und sogar ein Einstrom von Flüssigkeit ins Hirngewebe stattfindet. Bei der Prüfung des Spüleffektes am isolierten Katzenkopf (GÄNSHIRT, KRENKEL, ZYLKA 1952) war es nicht möglich, mehr als 2- oder 3mal über eine Minute hin ein Gehirn mit sauerstofffreier Ringerlösung zu durchströmen, ohne daß ein intensives Hirnödem auftrat. Weder bei kompletter Ischämie noch bei Spülung mit nicht $O_2$-freier Ringerlösung kam es derart rasch zum Ödem. Erheblich verzögern ließ sich die Ödementstehung durch Verwendung von $O_2$-freier Kollidonlösung oder von Macrodex. Auch diese Befunde sprechen für eine Schrankenstörung im Sauerstoffmangel.

Die Aufklärung des Problems scheint jetzt von der Grundlagenforschung her zu kommen. ROBINSON (1953) machte die interessante Beobachtung, daß schweres Wasser — $D_2O$ —, dessen Weg im Organismus von Säugetieren verfolgt werden kann, sich schon innerhalb weniger Minuten über erstaunlich große Strecken hin verteilt. Diese Wasserbewegung erfolgt mit einer solchen Schnelligkeit, daß osmotische Gradienten für die Wasserbewegung im Organismus unwahrscheinlich werden und ein aktiver Wassertransport angenommen werden muß. ROBINSON konnte weiter wahrscheinlich machen, daß der aktive Wassertransport an einen oxybiotischen Prozeß geknüpft ist, analog wie man dies auch für die, die Konzentrationsdifferenzen zwischen Zellinnerem und Zelläußerem aufrecht erhaltenden Kräfte annimmt. Bei einer solchen Betrachtungsweise wäre die *Bluthirnschranke weit mehr als eine Membran, sie wäre eher vergleichbar einer Pumpe*, die mit der

*Fähigkeit zur Selektion* der zu fördernden Substanzen ausgestattet ist, und die *mittels aerob gewonnener Energie* betrieben wird. Es wird damit auch verständlich, daß die Schranke, sofern sie nur das physiologischerweise vorhandene Konzentrationsgefälle zwischen Blut und Gewebe aufrecht zu erhalten hat, dieser Aufgabe im akuten $O_2$-Mangel noch gerecht werden kann, daß ihre Funktion in der Hypoxie aber nicht mehr ausreicht, über das Maß des Physiologischen hinausgehende Leistungen zu vollbringen.

Für die Frage der Bluthirnschranke beim tumorbedingten Hirndruck sind diese Überlegungen deshalb wichtig, weil hier einmal mit einer *vom Blut her wirkenden hypoxiebedingten Beeinträchtigung der Schrankenfunktion, zum andern mit einer Störung der Bluthirnschranke vom Gewebe her* gerechnet werden muß.

### 3. Zum klinischen Bild der ödembedingten Schädelinnendrucksteigerung

Eine Diskrepanz im klinischen Bild der liquordruckbedingten und der ödembedingten Schädelinnendrucksteigerung braucht im Einzelfalle nicht zu bestehen. Bei Betrachtung eines größeren Krankengutes zeichnen sich jedoch deutliche Unterschiede ab. Voraussetzung ist hierbei allerdings, hirnpathologische Lokalerscheinungen von den Allgemeinerscheinungen des Hirndrucks zu abstrahieren. Diese Abstraktion ist nicht immer leicht, einmal können Zweifel auftreten an der Einordnung eines Symptoms als Allgemein- oder Lokalerscheinung, zum andern findet sich nicht selten beides, psychische Allgemeinerscheinungen des Hirndrucks und psychische Störungen, die auf örtliche Läsionen im Gehirn zu beziehen sind, nebeneinander. Das Allgemeinsyndrom der Bewußtseinstrübung erschwert darüber hinaus die Erkennung hirnpathologischer Lokalerscheinungen, wenn es deren Erkennung nicht gar unmöglich macht. Da organische Störungen des Seelenlebens sich auf dem Hintergrund der Persönlichkeit abspielen, wir über die prämorbide Persönlichkeit aber häufig nur unvollständig Kenntnis erlangen können, eröffnet sich hier eine neue Schwierigkeit der Beurteilung des psychischen Bildes. Auch gibt es psychische Phänomene, die mit Läsionen in bestimmten Hirngebieten korrelieren und Bestandteile des exogenen Reaktionstypes BONHOEFFERs darstellen, wie die Merkstörung, und die dennoch nicht als hirnpathologische Lokalsymptome angesprochen werden können.

Unter den psychischen Allgemeinerscheinungen bei Hirntumoren hebt WALTHER-BÜEL (1951) das organische Psychosyndrom und die Bewußtseinstrübung hervor. Das organische Psychosyndrom BLEUERs schließt die Trias Gedächtnisstörung, Störung der Assoziationstätigkeit und affektive Veränderungen ein. Der Autor betont aber, daß er nennenswerte organische Psychosyndrome bei Hirngeschwülsten erst von einem gewissen Lebensalter an zu Gesicht bekommen habe, während die Bewußtseinstrübung vom Alter unabhängig auftrat. Er überblickt dabei ein über seine ursprünglichen 60 Patienten hinausgehendes Krankengut von 600 Fällen der Neurochirurgischen Universitätsklinik Zürich. Neben dem Faktor Lebensalter seien es die Faktoren Intensität und Zeit, die darüber entscheiden, ob in einem Falle mehr die Bewußtseinsstörung oder das organische Psychosyndrom vorherrsche. REICHARDT (1905) glaubte, je jünger und widerstandsfähiger das Gehirn, um so stärker müsse der Hirndruck sein, um psychische Störungen hervorzurufen. Wir möchten eher meinen, daß das organische Psychosyndrom, das ja nicht pathognomonisch für Hirntumoren ist und ebenso bei traumatischen, toxischen, infektiösen und cerebrovasculären Krankheitsprozessen aufzutreten pflegt, deshalb bei Hirngeschwülsten im höheren Lebensalter häufiger wird, weil die Tumorwirkungen dann mit jenen der Hirnarteriosklerose und des Altersabbaus interferieren. Was hingegen für die enge Beziehung der Bewußtseinstrübung zu der intrakraniellen Drucksteigerung spricht, ist die Parallelität zwischen intrakraniellen Druckschwankungen und dem Grad der Bewußtseinsstörung, die auch WALTHER-BÜEL anerkennt. Das organische Psychosyndrom hat keine Beziehung zu der Intensität des intrakraniellen Druckes.

*In der Bewußtseinsstörung in ihren verschiedenen Intensitätsgraden vom eben merklichen Verhangensein bis zur Bewußtlosigkeit haben wir tatsächlich das Allgemeinsyndrom vor uns, das am engsten und am häufigsten mit dem pathophysiologischen Vorgang der intrakraniellen Drucksteigerung vergesellschaftet ist.* Es wurde oben gesagt, daß die Bewußtseinstrübung bei der liquorstauungsbedingten Schädelinnendrucksteigerung verhältnismäßig selten vorkommt und dort zu den späten Krankheitserscheinungen gehört. Anders steht es beim Hirnödem. Hier sind leichte Formen der Bewußtseinstrübung häufig das erste Krankheitszeichen überhaupt und nicht selten kommt es zum Bilde der völligen Bewußtlosigkeit, ohne daß andere Erscheinungen, neurologische Ausfälle, Stauungserscheinungen am Sehnervenkopf, auftreten müssen. Das subjektive Symptom des Kopfschmerzes ist zwar meist vorhanden, der Kopfschmerz äußert sich aber in der Regel nicht so dramatisch wie bei den hydrocephalen Phasen des Verschlußhydrocephalus und er kann mehr oder weniger in der Bewußtseinstrübung untergehen. Allerdings lassen sich auch beim Hirnödem infolge einer Hirngeschwulst Beziehungen zwischen Art der Geschwulst einerseits und Zeitpunkt des Auftretens sowie Intensität der Bewußtseinsstörung andererseits auffinden. Träger von Glioblastomen und von intracerebralen Carcinommetastasen werden von einer Bewußtseinsstörung frühzeitiger und intensiver betroffen als Kranke mit anderen, auch andersartigen gliomatösen Hirngeschwülsten. Wir werden hierauf nochmals bei der Erörterung der histotoxischen Hypoxydosen zurückzukommen haben.

Auf die Theorie des Bewußtseins als solchem sei in diesem Zusammenhang nicht eingegangen. Wir begnügen uns damit, die hier in Rede stehende Bewußtseinsstörung nur quantitativ aufzufassen, sie nicht dem „Bewußtsein" ganz allgemein gegenüber zu stellen, sondern dem physiologischen Wachzustand, der Bewußtseinsklarheit, und sie einmünden zu lassen in die Bewußtlosigkeit, die wir pathophysiologisch, nicht hirnlokalisatorisch, scharf von der Bewußtseinsveränderung des normalen Schlafes trennen möchten. Selbst so eng gefaßt bleibt die Bewußtseinsstörung eine Ganzheitsqualität, die vielleicht, wie WALTHER-BÜEL meint, in Schichten aufgebaut ist, eine Vorstellung, die als Arbeitshypothese zum Verständnis älterer Beobachtungen der Hirnpathologie und jüngerer der Neurophysiologie Berechtigung hat.

Es bereitet keine Schwierigkeiten, am Krankenbett eine quantitative Einschränkung des Bewußtseins gradmäßig festzustellen vom Verhangensein über die Benommenheit, die Somnolenz bis zum Sopor und zum Koma im psychopathologischen, nicht im ätiologischen Sinne. Man geht im klinischen Alltag meist nicht fehl, wenn man beim Vorliegen von Stauungserscheinungen am Augenhintergrund und einer Bewußtseinstrübung auf eine ödembedingte Hirndrucksteigerung schließt.

Ein Vergleich der elektrencephalographischen Befunde beim Hirnödem und bei der Liquordrucksteigerung läßt deutliche Unterschiede erkennen. Die *hirnelektrischen Allgemeinveränderungen beim Ödem sind in der Regel wesentlich intensiver*, was sich in leichteren Fällen durch eine Spannungsabnahme der Hirnpotentiale, in allen schwereren in einer Frequenzabnahme mit gleichzeitiger Amplitudensteigerung zu erkennen gibt. Hochgespannte Deltawellen im EEG bei Großhirntumoren hat zuerst BERGER (1931) beschrieben. FOERSTER u. ALTENBURGER (1935) erkannten, daß diese trägen Potentiale vom ödematösen Hirngewebe der Tumorumgebung ausgehen und die Geschwulst elektrisch inaktiv ist. Dieser Befund ist später immer wieder bestätigt worden (WALTER 1936).

Gemessen an der Bewußtseinsstörung als wichtigstem objektivem Allgemeinsymptom und an der hirnelektrischen Spontanaktivität müßte man, wenn man für diese Erscheinungen einen Sauerstoffmangel des Hirns verantwortlich macht, annehmen, daß dieser beim ödembedingten Hirndruck im Vergleich mit der durch Liquorstauung bedingten Schädelinnendrucksteigerung entweder höhere Grade erreicht, auf anderen Mechanismen beruht oder durch Kombination mehrerer Mangelformen zustande kommt. Diese Frage soll in den folgenden Abschnitten untersucht werden.

## 4. Klinische Ergebnisse

Die häufigsten, dem Kliniker zu Gesicht kommenden Hirnödemfälle sind symptomatische Ödeme bei Hirngeschwülsten. Nur diese Form des Hirnödems ist so häufig und in sich einigermaßen einheitlich, daß genügend Fälle zu einer eingehenden Untersuchung und statistischen Bearbeitung zur Verfügung stehen. Will man in einem solchen Krankengut der Frage nach den Mechanismen des Sauerstoffmangels beim ödembedingten Hirndruck nachgehen, so hat man zunächst zu prüfen, welche Einflüsse die begleitende Geschwulst im Hinblick auf das Ödem und auf den Sauerstoffverbrauch haben kann.

Das Ödem ist in der Regel bei intracerebralen Geschwülsten stärker als bei extracerebralen und es ist bei malignen Tumoren — im morphologischen Sinne, nicht im biologischen — ausgeprägter als bei benignen. Der Sitz der Geschwulst kann ebenfalls eine Rolle spielen bei der Ödementstehung, der topische Einfluß macht sich aber höchstwahrscheinlich auf dem Umweg über die Durchblutungsstörung auf die Ödementwicklung geltend, dies auch bei den hypothetischen „neurogenen" Hirnödemen der Franzosen (érection frontale), die ebenfalls über eine venöse Stauung, also mechanisch, nämlich beim Hochklappen der Frontallappen gegen den Rand der Knochenlücke bei Eingriffen in der Hypophysengegend, zustande kommen.

Topische Einflüsse haben wir an einer Serie von 80 Hirngeschwulstfällen nur insofern feststellen können, als extracerebrale, basale Geschwülste in der vorderen und mittleren Schädelgrube — die Hypophysenadenome ausgenommen — die Durchblutung und die Sauerstoffaufnahme des Hirns nicht nachweisbar beeinflussen, was daran liegen mag, daß solche Tumore meist klinische Erscheinungen hervorrufen, bevor sie zum Hirndruck führen. Einen artspezifischen Einfluß auf die Bruttohirndurchblutung haben viele Meningeome und eine kleine Anzahl von Glioblastomen. Diese Geschwülste können eine nicht zu unterschätzende Eigendurchblutung aufweisen, die mitgemessen wird (GÄNSHIRT u. TÖNNIS 1956).

Wir werden demnach eine gewisse Einheitlichkeit unseres Krankengutes an Hirntumorfällen erreichen, wenn wir nur intracerebrale Geschwülste berücksichtigen, alle Fälle mit Großhirnmeningeomen ausschließen und ebenso jene Glioblastomfälle, bei denen die arteriovenösen Fisteln in der Geschwulst nachweislich im Sinne eines Shunts wirksam sind. Selbstverständlich scheiden auch Fälle mit

*Tabelle 2*

| | $O_2$-Verbrauch cc/100 g pro Minute | Durchblutung cc/100 g pro Minute | a.-v. $O_2$-Differenz Vol.-% | Blutdruck mmHg | Grad der Hirndruck-steigerung | Art und Sitz der Tumoren |
|---|---|---|---|---|---|---|
| 1. | 2,9 | 51 | 5,6 | 103 | 1,4 | Ca.-Metastase li. temporal |
| 2. | 1,9 | 27 | 7,1 | 99 | 2,3 | Ca.-Metastase re. parietal |
| 3. | 1,9 | 37 | 5,2 | 87 | 2,5 | Ca.-Metastase li. occipitoparietal |
| 4. | 2,5 | 41 | 6,2 | 112 | 1,6 | Glioblastom li. frontal |
| 5. | 2,1 | 38 | 5,5 | 94 | 1,4 | Glioblastom li. frontal |
| 6. | 2,3 | 45 | 5,2 | 86 | 1,5 | Glioblastom re. frontotemporal |
| 7. | 2,1 | 35 | 5,9 | 104 | 1,8 | Glioblastom li. frontal |
| 8. | 1,8 | 29 | 6,3 | 96 | 2,8 | Glioblastom re. frontotemporal |
| 9. | 2,0 | 32 | 6,3 | 84 | 2,0 | Glioblastom re. parietal |
| 10. | 2,1 | 36 | 5,8 | 99 | 1,8 | Glioblastom re. frontoparietal |
| 11. | 2,2 | 39 | 5,6 | 81 | 2,4 | Glioblastom li. temporal |
| 12. | 2,4 | 36 | 6,7 | 84 | 1,2 | Glioblastom li. temporal |
| 13. | 2,2 | 42 | 5,3 | 96 | 2,6 | Glioblastom re. occipitotemporal |
| 14. | 1,6 | 23 | 7,0 | 80 | 2,8 | Glioblastom re. occipitotemporal |
| 15. | 2,2 | 26 | 8,4 | 110 | 2,8 | Glioblastom re. temporoparietal |
| 16. | 1,9 | 33 | 5,9 | 78 | 1,4 | Oligodendrogliom re. temporal |
| 17. | 1,7 | 35 | 4,9 | 90 | 0,7 | Oligodendrogliom re. frontoparietal |
| 18. | 1,7 | 28 | 6,1 | 90 | 1,2 | Oligodendrogliom li. occipitoparietal |
| 19. | 1,8 | 24 | 7,6 | 106 | 1,4 | Oligodendrogliom li. parietal |
| 20. | 2,1 | 31 | 6,7 | 79 | 2,3 | Oligodendrogliom li. frontobasal |
| 21. | 2,3 | 38 | 6,0 | 84 | 0,8 | Oligodendrogliom re. parietal |
| 22. | 2,9 | 42 | 6,9 | 113 | 1,6 | Oligodendrogliom re. präzentral |
| 23. | 2,8 | 46 | 6,1 | 86 | 0,8 | Oligodendrogliom li. präzentral |
| 24. | 2,6 | 47 | 5,5 | 96 | 1,8 | Oligodendrogliom re occipitoparietal |
| 25. | 1,8 | 33 | 5,5 | 94 | 2,0 | Astrocytom li. frontal |
| 26. | 1,7 | 34 | 5,1 | 88 | 2,0 | Astrocytom re. frontotemporal |
| 27. | 2,2 | 34 | 6,5 | 96 | 1,7 | Astrocytom re. temporal |
| 28. | 2,6 | 48 | 5,4 | 92 | 1,0 | Astrocytom re. temporal |
| 29. | 1,5 | 30 | 4,9 | 86 | 2,0 | Ependymom re. occipitoparietal |
| 30. | 2,8 | 38 | 7,4 | 121 | 2,4 | Tuberkulom li. frontal |
| 31. | 2,4 | 40 | 6,0 | 93 | 1,0 | Tuberkulom re. parietal |
| Mittelwerte | 2,2 | 36 | 5,9 | 94 | 1,8 | |

zusätzlichen infratentoriellen Geschwülsten aus, weil diese Anlaß zu einer interferierenden Liquordrucksteigerung geben können. Indessen läßt sich der Faktor der simultanen Liquordrucksteigerung nicht völlig eliminieren, weil Großhirngeschwülste auf dem Wege der Massenverschiebung eine einseitige Liquorstauung infolge Verschlusses des kontralateralen Foramen Monroi herbeiführen können. Da wir die Hirnödemfälle vergleichen mit jenen, bei denen eine Liquordrucksteigerung allein vorliegt, und der Einfluß der Liquordrucksteigerung auf Hirndurchblutung und Hirnsauerstoffverbrauch bekannt ist, fällt dieser Faktor nicht störend ins Gewicht.

Das Krankengut, das die oben genannten Kriterien erfüllt, umfaßt 31 Fälle, die in Tabelle 2 zusammengestellt sind. Gemessen wurden der Sauerstoffverbrauch des Gehirns, die Hirndurchblutung, die arteriovenöse Sauerstoffdifferenz des Hirnblutes, der mittlere arterielle Blutdruck und der Grad der intrakraniellen Drucksteigerung. Eine Angabe der Liquordruckhöhe, wie dies in den Fällen der Tabelle 1 geschah, wäre bei den Fällen mit Hirnödem irreführend, da der Druck, unter dem der spinale Liquor entsteht, nichts darüber aussagt, welchem Druck das Gehirn ausgesetzt ist. Um den intrakraniellen Druck beim Hirnödem einigermaßen beurteilen zu können, bleibt nur übrig, möglichst viele klinische Kriterien des gesteigerten Schädelinnendruckes in ihrem Vorhandensein und ihrer Ausprägung zu registrieren.

Wir sind dabei so vorgegangen, daß wir die Stauungserscheinungen am Fundus, die hirndruckbedingten Augenmuskelsymptome, die Erscheinungen der Einklemmung im Tentoriumschlitz und im Hinterhauptsloch, die Bewußtseinsstörung, die hirnelektrischen Allgemeinveränderungen und das Ergebnis der Kontrastdarstellung der Hirnkammern und der Hirngefäße (Massenverschiebung) als Kriterien der Schädelinnendrucksteigerung benutzt haben und sie in 3 Intensitätsgrade unterteilten. Da nicht in jedem Falle alle klinischen Merkmale registriert werden konnten, z. B. gelangten nicht immer Röntgenkontrastuntersuchungen zur Anwendung, wurde die Summe der so gewonnenen Werte durch die Anzahl der registrierten Merkmale dividiert und damit eine Maßzahl für die Intensität der Schädelinnendrucksteigerung gefunden. Wir sind nicht davon überzeugt, daß dieses Vorgehen der Frage völlig gerecht wird, weil die Schädelinnendrucksteigerung beim Hirnödem ihrem Wesen nach etwas anderes ist als die beim Verschlußhydrocephalus. Die Frage nach einer Methode zur einwandfreien, jedem Einzelfall gerecht werdenden Messung der Höhe der intrakraniellen Drucksteigerung schlechthin ist ein Scheinproblem. Wir haben uns deshalb damit begnügt, einigermaßen vergleichbare Werte für die Höhe des intrakraniellen Druckes zu gewinnen. Da die Einordnung aller unserer Fälle, auch jener der Tabelle 1 nach den gleichen Richtlinien und durch den gleichen Untersucher erfolgte, ist die von außen hereingetragene Streuung möglichst klein, so daß zum mindesten ein Vergleich dieser Fälle untereinander möglich erscheint.

Wird die Abhängigkeit der *Hirndurchblutung* von der *intrakraniellen Drucksteigerung in den Hirnödemfällen* untersucht, so gelangt man zu einer ähnlichen Korrelation wie beim Vergleich der Hirndurchblutung mit der Höhe des Liquordruckes in den Fällen mit Verschlußhydrocephalus. Die Abb. 10 zeigt das Absinken der Hirndurchblutung mit dem Anstieg des Schädelinnendruckes, also das Bestehen einer negativen Korrelation. Diese ist statistisch gesichert, die Streuung der Einzelwerte ist in den Fällen mit Hirnödem etwas größer als in jenen mit Liquordrucksteigerung, was methodische Gründe haben dürfte und durch die weniger große Genauigkeit zu erklären ist, mit der die Schädelinnendrucksteigerung bei Hirnödemfällen bestimmt werden kann.

Zu einem überraschenden und für die weiteren Überlegungen äußerst wichtigen Ergebnis führt die Untersuchung der Abhängigkeit des *Sauerstoffverbrauchs* von der *Schädelinnendrucksteigerung* (Abb. 11). Der Sauerstoffverbrauch erreicht in keinem Falle, bei dem ein Hirnödem vorliegt, einen Wert, der innerhalb der normalen Streuung liegt und es besteht *keine Korrelation zwischen Hirndruck und $O_2$-Verbrauch des Hirns beim Hirnödem. Der Sauerstoffverbrauch ist deutlich gesenkt,* ohne daß die Sauerstoffverbrauchsabnahme von der Schädelinnendrucksteigerung nachweisbar beeinflußt wird. Ein Unterschied gegenüber den Fällen mit Liquordrucksteigerung besteht hier insofern, als bei diesen die Sauerstoffaufnahme des Gehirns in 4 von 15 Messungen ($= 27\%$) noch im Bereich der Streuung von Normalpersonen liegt.

Dem verhältnismäßig niedrigen Sauerstoffverbrauch der Ödemfälle geht parallel das *Ausbleiben einer Utilisationszunahme* bei steigendem Schädelinnendruck (Abb. 12). Ein Anstieg der arteriovenösen Sauerstoffdifferenz war bei steigendem Liquordruck ebenfalls nicht feststellbar. Die Reaktion der Gewebsseite bei intrakranieller Drucksteigerung fehlt demnach auch in den Fällen mit Hirnödem.

Zur Veranschaulichung der Hirndruckverhältnisse, der Durchblutungsverhältnisse und der Hirnatmung beim

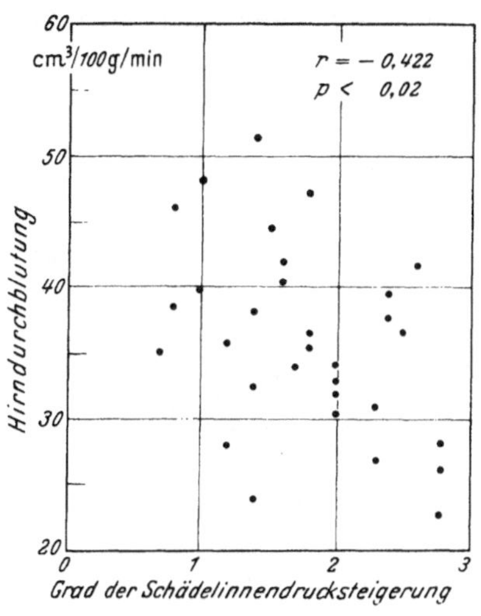


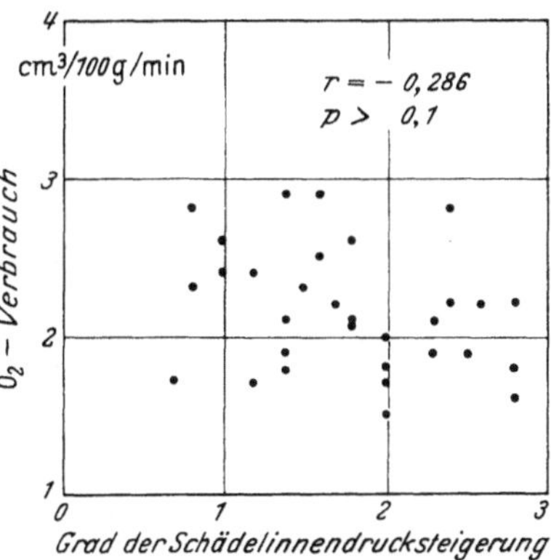


Abb. 10       Abb. 11

Abb. 10. Das Diagramm zeigt die Abhängigkeit der Hirndurchblutung vom Grad der Schädelinnendrucksteigerung bei 31 Fällen mit symptomatischem Hirnödem. Die Korrelation weicht nicht wesentlich ab von der bei der Liquordrucksteigerung gefundenen, die Streuung ist in Hirnödemfällen größer, was mit der weniger sicheren Bestimmung des Grades der intrakraniellen Drucksteigerung beim Hirnödem zusammenhängen dürfte

Abb. 11. Das Diagramm zeigt die Herabsetzung der Hirnatmung in allen Fällen mit Hirnödem und das Fehlen einer Abhängigkeit der Sauerstoffverbrauchsabnahme vom Grad der intrakraniellen Drucksteigerung

Ödem des Gehirns sind die Mittelwerte der Maßzahlen der Tabellen 1 und 2 in der Übersichtstabelle 3 dargestellt. Zugleich ist das Ergebnis der statistischen Berechnung auf Übereinstimmung oder Differenz der Mittelwerte in den beiden Gruppen „Liquordrucksteigerung" und „Hirnödem" eingefügt.

*Tabelle 3*

| | Mittelwerte | | | |
| --- | --- | --- | --- | --- |
| | Liquordruck-steigerung | Hirnödem | $t$ | $t_{0,05}$ |
| 1. Intrakranielle Drucksteigerung | 1,31 | 1,77 | 0,198 | 2,111 |
| 2. Arterieller Blutmitteldruck (mmHg) | 101,7 | 93,8 | 1,833 | 2,124 |
| 3. Arteriovenöse O₂-Diff. (Vol.-%) | 6,52 | 5,91 | 0,513 | 2,141 |
| 4. Hirndurchblutung (cc/100 g pro Minute) | 40,4 | 36,1 | 1,914 | 2,114 |
| 5. Hirn-O₂-Verbrauch(cc/100g pro Minute) | 2,59 | 2,16 | 2,792 | 2,127 |

Die statistische Bearbeitung dieser Maßzahlen erfolgte in der üblichen Weise auf der Basis der Nullhypothese nach dem $t$-Test (STUDENT 1908). Da die Zahl der Beobachtungen und die Streuung in beiden Gruppen nicht unwesentlich differiert, wurden die $P$-Werte für $t_{0,05}$ nicht den statistischen Tafeln entnommen, sondern in einem von COCHRAN u. COX (zit. n. SNEDECOR 1950) angegebenen Näherungsverfahren zu dem Behrens-Fisher-Test berechnet.

Der Vergleich der mittleren Höhe der *intrakraniellen Drucksteigerung in den beiden Gruppen* ergibt für die Fälle mit Hirnödem einen gering größeren Wert, eine statistisch signifikante Differenz der Mittelwerte liegt jedoch nicht vor. Zum gleichen Ergebnis gelangt man beim Vergleich der Mittelwerte des *arteriellen Blutmitteldruckes in beiden Gruppen,* beim Vergleich der *arteriovenösen Sauerstoffdifferenzen* und der *Hirndurchblutungsgrößen.* Allein die Mittelwerte des *Sauerstoffverbrauchs machen eine Ausnahme,* hier ergibt der Test eine statistisch signifikante Differenz, so daß ein näheres Eingehen auf dieses Ergebnis lohnend erscheint.

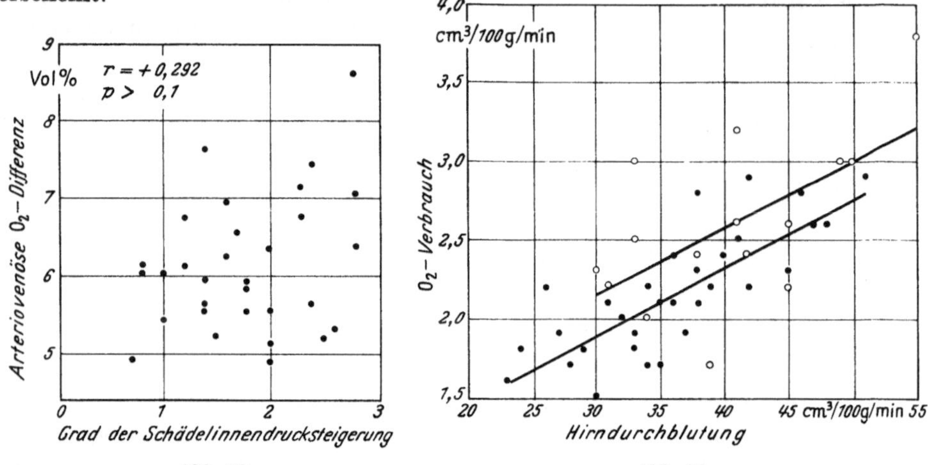


Abb. 12                                        Abb. 13

Abb. 12. Eine Abhängigkeit der arteriovenösen Sauerstoffdifferenz vom Grad der Schädelinnendrucksteigerung beim Hirnödem ist nicht gegeben. Die Streuung der Werte ist geringer als im analogen Diagramm der Fälle mit Liquordrucksteigerung (Abb. 9). Eine Umstellungsreaktion der Gewebsseite bei absinkendem pO₂ fehlt beim Hirnödem

Abb. 13. Abhängigkeit des Hirnsauerstoffverbrauchs von der Hirndurchblutung bei Liquordrucksteigerung (○) und beim Hirnödem (•). Die obere Regressionslinie mit einem Koeffizienten b = 0,0426 gilt für Liquordrucksteigerung, die untere mit dem Koeffizienten b = 0,0431 für Hirnödem. Die Sauerstoffaufnahme des Hirns bei Liquordrucksteigerung ist signifikant höher als beim Hirnödem. Zu beachten ist, daß die beiden Regressionsgeraden lediglich zur Veranschaulichung der statistischen Verhältnisse eingezeichnet sind. Um einen wirklich linearen Abfall des O₂-Verbrauchs handelt es sich nur beim Hirnödem, Hirnödemfälle sind in der Sauerstoffversorgung meist schon kritisch bei normaler Durchblutung, die Abnahme der Hirnatmung ist deshalb direkt proportional der Durchblutungsabnahme. Für die Fälle mit Liquordrucksteigerung bewegt sich der Hirn-O₂-Verbrauch wahrscheinlich zunächst parallel der x-Achse, um aber schon abzufallen oberhalb einer Durchblutungsabnahme auf 50% der Norm wegen eines Anstiegs der kritischen Schwelle infolge ungenügender Reaktion der Gewebsseite. Die verhältnismäßig hochliegenden Durchblutungswerte bei bereits abnehmender Hirnatmung in Fällen mit Liquordrucksteigerung belegen eine Umstellungsreaktion am Hirngefäßsystem (reaktive Vasodilatation) und ergänzen damit Abb. 8

Versucht man die Differenz der Mittelwerte des Sauerstoffverbrauches in beiden Gruppen zu deuten, so hat man nach Tabelle 3 keinen Grund zu der Annahme, der niedrigere Sauerstoffverbrauch der Hirnödemfälle sei auf die höhere intrakranielle Drucksteigerung oder auf den niedriger liegenden arteriellen Mitteldruck, auf die geringere Utilisation oder schließlich auf die niedrigere Hirndurchblutung zurückzuführen; denn die Differenz der Mittelwerte ist für diese Kriterien statistisch nicht gesichert. Dennoch muß daran gedacht werden, daß, wenn nicht jeder einzelne dieser Faktoren allein, letztlich alle zusammen eine atmungsenkende Wirkung in den Hirnödemfällen haben könnten. Ein solcher simultaner Vergleich der verschiedenen Kriterien ist zwar statistisch möglich, er ist jedoch nicht erforderlich. Wenn von den Erfahrungen der Physiologie und denen, die im vorausgehenden Teil an den Fällen mit Liquordrucksteigerung gesammelt wurden, ausgegangen wird, so ist es einsichtig, daß eine Erhöhung des Schädelinnendrucks und eine Abnahme des Blutmitteldruckes einen entsprechenden Effekt auf die Hirndurchblutung haben müssen. Es darf deshalb angenommen werden, daß unterschiedlicher intrakranieller Druck und Blutdruck sich im Verhalten der Hirndurchblutung kundtun, so daß ein Vergleich zwischen der Regression der Maßzahlen der Hirndurchblutung und des $O_2$-Verbrauchs die gestellte Frage bereits klären kann.

Zur Verdeutlichung des Problems sei auf Abb. 13 verwiesen, die die Abhängigkeit des Hirnsauerstoffverbrauchs von der Hirndurchblutung bei Liquordrucksteigerung und bei Hirnödem zeigt. Die Regressionslinien sind für beide Gruppen eingezeichnet, sie verlaufen nahezu parallel. Die Linie für die Fälle mit Liquordrucksteigerung liegt aber höher und gering nach rechts verschoben im Vergleich zu der Regressionslinie der Hirnödemfälle. Statistisch gefaßt lautet die Frage: Ist die unterschiedliche Lage der beiden Regressionslinien zufällig oder nicht und zeigt ein Vergleich der Sauerstoffverbrauchswerte in beiden Gruppen nach Eliminierung der regressionsbedingten, auf unterschiedlicher Hirndurchblutung beruhenden Streuung noch einen statistisch signifikanten Unterschied im Sauerstoffverbrauch.

Die Anwendung der Covarianzanalyse in ihrer Standardform (R. A. FISHER 1950) auf das vorliegende Problem ist nicht möglich, weil die Voraussetzung der Gleichheit der Restvarianzen um die Regressionslinie nicht besteht:

$$s^2 \text{ (Liquordrucksteigerung)} = 0,1948$$
$$s^2 \text{ (Hirnödem)} = 0,0613.$$

Prüft man nach dem durch einen Behrens-Fisher-Test erweiterten $t$-Test, der die Ungleichheit der Restvarianzen berücksichtigt, so erhält man folgendes Ergebnis: Eine signifikante Differenz in den $x$-Werten (Hirndurchblutung) besteht nicht, eine statistisch gesicherte Differenz in den $y$-Werten ($O_2$-Verbrauch) ist weder im Hinblick auf eine Parallelverschiebung der Regressionslinien in vertikaler Richtung noch auf eine solche in horizontaler Richtung gegeben. Bei dieser Situation der statistischen Ergebnisse ist man versucht, die Zahl der Beobachtungen zu erhöhen. Berücksichtigt man aber die Größe der Streuung in beiden Gruppen hinsichtlich des Effektes einer Vermehrung der Zahl der Beobachtungen, so gelangt man zu dem Ergebnis, daß eine Vermehrung der Beobachtungen in der Gruppe der Hirnödemfälle kaum eine Änderung des Ergebnisses erbringen dürfte, wohl aber eine solche in der Gruppe der Fälle mit Liquordrucksteigerung. Dieser rein statistisch gezogene Schluß ist jedoch aus einem sachlichen, physiologischen Grunde irreführend. Eine Vermehrung der Beobachtungen in den Fällen mit Liquordrucksteigerung würde nämlich nach allem, was in Teil VI gesagt wurde, nicht zu einer Verringerung der Streuung um die Regressionsgerade führen können, weil die Abnahme des Hirnsauerstoffverbrauchs bei sinkender Hirndurchblutung in den Fällen mit Liquorsteigerung nicht gradlinig erfolgt, sondern in Form einer Kurve. Bis zur Abschöpfung des $O_2$-Überschusses und bis zur Grenze der Gegenregulationen, d. h. bis zur kritischen Schwelle, ändert sich der $O_2$-Verbrauch bei sinkender Hirndurchblutung (und sinkendem $pO_2$ venös) nicht, danach erst fällt er ab. Die mehr als 3mal größere Streuung der Sauerstoffverbrauchswerte bei Liquordrucksteigerung im Vergleich mit Hirnödem um die hypothetische Regressionsgerade ist keine echte Streuung, sondern Ausdruck der Tatsache, daß im Falle der Liquordrucksteigerung der $O_2$-Verbrauch des Gehirns nicht linear abnimmt. Andererseits weist die geringe Streuung der $O_2$-Verbrauchswerte um die Regressionsgerade bei Hirnödemfällen darauf hin, daß hier die Sauerstoffaufnahme des Hirns bei sinkender Hirndurchblutung und abnehmendem $pO_2$ venös tatsächlich linear erfolgt.

Die Beobachtungen hinsichtlich der Sauerstoffversorgung des Gehirns an 31 Fällen hirnödembedingter Schädelinnendrucksteigerung führen somit zu folgenden Ergebnissen: Ein Anstieg des Schädelinnendrucks bringt eine *Abnahme der Hirndurchblutung* mit sich, eine Schwelle in der Durchblutungssenkung ist nicht erkennbar. Die abnehmende Hirndurchblutung sollte eine bessere Ausnützung des Blutsauerstoffs zur Folge haben, eine solche *Reaktion der Gewebsseite* läßt sich aber *nicht nachweisen.* In diesen beiden Punkten weichen die Beobachtungen nicht ab von denen, die bei Liquordrucksteigerung gemacht wurden. Auch ein wesentlicher Unterschied in der mittleren Höhe des arteriellen Blutdruckes und im Grad der Schädelinnendrucksteigerung ist zwischen der liquordruck- und der hirnödembedingten Schädelinnendrucksteigerung nicht nachweisbar.

Unterschiede in den beiden ätiologischen Hauptgruppen der intrakraniellen Drucksteigerung ergeben sich aber hinsichtlich der Sauerstoffaufnahme des Gehirns. *Beim Hirnödem wird die Sauerstoffaufnahme des Gehirns in allen Fällen signifikant unter der Norm liegend gefunden und diese Abnahme des Hirnsauerstoffverbrauchs ist noch weniger straff mit dem Anstieg der intrakraniellen Drucksteigerung korreliert als bei der Liquordruckerhöhung.* Der durchschnittliche Sauerstoffverbrauch des Gehirns beim Hirnödem liegt deutlich unter dem, der bei der Liquordrucksteigerung gemessen wurde, die statistische Analyse ergibt Anhaltspunkte dafür, daß der geringe Sauerstoffverbrauch der Ödemfälle, verglichen mit den Fällen der Liquorstauung, nicht rein zufällig ist. Diese rechnerische Analyse der Meßwerte hatte darüber hinaus noch 2 wesentliche Resultate. Einmal läßt sie erkennen, daß der Sauerstoffverbrauch beim Anstieg des Liquordrucks nicht geradlinig absinkt. Trotz schon deutlich abgefallener Hirndurchblutung — in einem Falle bis 33 cc/100 g pro Minute — braucht die Sauerstoffaufnahme noch nicht signifikant, also unter 3,0 cc/100 g pro Minute abgesunken zu sein. Andererseits finden sich in dieser Gruppe Fälle mit relativ hoher Hirndurchblutung aber bereits sicher gesenkter Sauerstoffaufnahme. Dies spricht dafür, daß *bei der Liquordrucksteigerung im Einzelfalle durchaus die eine oder die andere Umstellungsreaktion bei fallendem* $pO_2$ *venös noch vorhanden* ist, was nicht der Tatsache widerspricht, daß diese Gegenregulationen bei Betrachtung des gesamten Krankengutes dieser Gruppe dürftig sind im Vergleich mit denen, die bei extrakraniellen Ursachen des Hirnsauerstoffmangels gefunden werden.

Das andere Resultat betrifft die Gruppe der *Hirnödeme.* Hier kann *von nennenswerten Gegenregulationen bei Verschlechterung der Sauerstoffversorgungsbedingungen nicht mehr* gesprochen werden. Die Sauerstoffaufnahme des Hirns ist nicht nur in jedem Falle sicher gesenkt, sie zeigt auch insofern ein überraschendes Verhalten, als sie mit abnehmender Hirndurchblutung einigermaßen geradlinig abfällt. Dies bestätigt zwar nur den zuvor genannten Befund ausbleibender Gegenregulationen, die Ursache für dieses Ausbleiben der Reaktionen muß darin gesucht werden, daß sie *schon bei normaler Höhe der Hirndurchblutung erschöpft sind,* der *Sauerstoffmangel also bereits die kritische Grenze erreicht hat, bevor die Durchblutung sinkt.* Es soll im Folgenden auf diese Besonderheiten der Sauerstoffversorgungsstörung beim Hirnödem eingegangen werden.

### 5. Form, Mechanismus und Wirkungen des Sauerstoffmangels beim Hirnödem

**a) Die Besonderheiten der Sauerstoffversorgungsstörung beim Hirnödem.** Wenn weder die Schädelinnendrucksteigerung noch die Höhe des arteriellen Blutdrucks oder die Größe der Hirndurchblutung die Abnahme des Sauerstoffverbrauchs über das Maß dessen hinaus, was bei einer ischämischen Hypoxydose zu erwarten wäre, befriedigend erklären kann, müssen qualitativ andere Faktoren wirksam sein, als wir sie für die Schädelinnendrucksteigerung beim Verschlußhydrocephalus nach·weisen konnten.

Es sei bei den folgenden Überlegungen von den morphologischen Gegebenheiten ausgegangen. Das Hirnödem ist charakterisiert durch eine Ansammlung freier, mehr oder minder eiweißreicher Flüssigkeit im Gewebe. Die sich im Gewebe verteilende Flüssigkeit führt zu Volumenzunahme. Greift man auf das Modell des Kroghschen Standardgewebszylinders zurück und versucht, die Parameter des Gewebszylinders auf die Verhältnisse beim Ödem zu übertragen, so ergibt sich eine wichtige Abweichung vom Standardzylinder, nämlich eine Zunahme des Zylinderradius. Den Radius des Standardgewebszylinders der grauen Substanz geben OPITZ u. SCHNEIDER (1950) mit 19 $\mu$ an, in der weißen Substanz ist er größer und erreicht Werte von 25 $\mu$. Der Radius der Ganglienzellen in der Hirnrinde schwankt von 5 $\mu$ bis maximal 19 $\mu$ (Pyramidenzellen), so daß nur wenige Ganglienzellen, im Grenzfall eine einzige, zwischen 2 Capillaren Platz finden. Die Zunahme des Zylinderradius führt nun, unabhängig davon, ob das Ödem nur die Interzellularsubstanz oder auch das Zellplasma betrifft, zu einer Verlängerung des Weges des Sauerstoffs von der Capillare zu den Mitochondrien der Ganglienzellen. Der Druckabfall des Sauerstoffs von der Capillare bis zur Zylinderperipherie ist nach den Ausführungen im Teil I, 4 abhängig von der Atmungsgröße des Gewebes, vom Radius des Zylinders, vom Radius der Capillare und von der Diffusionskonstanten des Sauerstoffs im Gewebe. $\Delta$p in mm Hg errechnet sich nach der Formel:

$$\Delta p = \frac{760}{4D} \cdot A \left( R^2 \left| 4.6 \log \frac{R}{r} - 1 \right| + r^2 \right) \text{ [mm Hg]}.$$

Für den Standardgewebszylinder der Hirnrinde mit einem Radius $R = 19\,\mu$, einem Capillarradius $r = 3{,}5\,\mu$, einer Diffusionskonstanten $D = 1{,}64 \cdot 10^{-5}$ und einer Atmung $A = 5$ cc $O_2/100$ g Gewebe pro Minute läßt sich bei der Verwendung dieser Formel ein Druckabfall $\Delta$p von 5,7 mm Hg errechnen (s. Abb. 1). Um einen Begriff davon zu bekommen, welche Auswirkungen die Zunahme des Zylinderradius auf den Sauerstoffdruckabfall im Gewebe hat, sei die Annahme gemacht, der Radius des Gewebszylinders und damit der Abstand zweier benachbarter Capillaren habe sich infolge eines Gewebsödems verdoppelt. Da der Zylinderradius in der Kroghschen Formel im Quadrat erscheint, fällt der Sauerstoffdruck im Gewebe unter diesen Umständen beträchtlich ab, $\Delta$p wächst von 5,7 mm Hg auf 32 mm Hg. *Ein derartiger Druckabfall des Sauerstoffs im Gewebe hat aber weit unterkritische Versorgungsbedingungen in der Zylinderperipherie zur Folge, die eine normale Sauerstoffaufnahme unmöglich machen,* so daß ein Sauerstoffverbrauch von 5 cc pro 100 g und Minute nicht mehr aufrecht erhalten werden kann. Immerhin zeigt schon dieses Beispiel sehr deutlich, daß bei *Hirnödemen und wahrscheinlich ebenso bei der Hirnschwellung mit einem besonderen, beim reinen Verschlußhydrocephalus nicht vorkommenden Sauerstoffmangelmechanismus* zu rechnen ist. Charakterisiert ist dieser Mechanismus durch eine *Verlängerung des Weges des Sauerstoffes im Gewebe selbst,* genauer gesagt durch eine Verteilung des vorhandenen Sauerstoffs auf ein größeres Volumen Gewebe.

Beschränken wir nun die weiteren Überlegungen auf den Bereich des Ödems innerhalb des Gehirns und unternehmen wir den Versuch, das Ausmaß des Sauerstoffmangels im ödematösen Bereich rechnerisch zu erfassen, so haben wir zunächst die einzelnen Parameter der Kroghschen Formel daraufhin zu überprüfen, ob und wieweit sie durch das Ödem verändert werden. Es wurde bereits darauf hingewiesen, daß die Sauerstoffaufnahme in ödematösen Hirnbezirken wahrscheinlich nicht mehr die normale Höhe erreicht. Wenn dies der Fall ist und die Annahme gemacht wird, daß das Ödem die Zellatmung nicht unmittelbar, nämlich toxisch hemmt, eine histotoxische Hypoxydose also nicht vorliegt, so sinkt die Gewebsatmung, wenn $pO_2$ venös den kritischen Wert von 19 mm Hg unterschreitet. Im Falle der liquorstauungsbedingten Schädelinnendrucksteigerung ist man aber bereits gezwungen gewesen, die kritische Schwelle des $O_2$-Druckes im venösen Hirnblut bei einem höheren Wert zu suchen, weil die Umstellungsreaktion von der Gewebsseite her ausblieb (Abb. 9). Auch beim ödembedingten Hirndruck war ein Anstieg der arteriovenösen Sauerstoffdifferenz nicht nachweisbar (Abb. 12). Die fehlende Reaktion der Gewebsseite muß bei der venösen Hypoxie einen Anstieg der kritischen Schwelle zur Folge haben.

Die *Sauerstoffaufnahme des Gesamthirnes* in Fällen mit Hirnödem wurde experimentell bestimmt (Tabelle 2), sie beträgt im Mittel 2,2 cc / 100 g Gewebe in der Minute. In den ödematösen Gewebsteilen dürfte die Sauerstoffaufnahme noch weiter reduziert sein; da der Bruttowert des Sauerstoffverbrauchs von 2,2 cc im Mittel sich aber aus verschieden atmenden Gewebsteilen zusammensetzt, teils solchen mit höherem Verbrauch (nicht ödematöse Bezirke), teils mit geringerem (Geschwulstgewebe) als er für das ödematöse Gewebe anzusetzen wäre, würde der Fehler, den wir beim Einsetzen des Wertes 2,2 cc für den Sauerstoffverbrauch machen, nicht beträchtlich sein.

Nach Sektionsbefunden darf in Fällen mit ausgeprägtem Hirnödem für die vom Ödem betroffenen Markabschnitte maximal mit einer Volumenvermehrung auf das Doppelte gerechnet werden, in der Hirnrinde und in den großen Kernen wird sie über das Eineinhalbfache kaum hinausgehen, so daß hier *Zylinderradien* von 30 $\mu$ das äußerste wären, was erwartet werden kann.

Der volumenmäßige Anteil von grauer und weißer Substanz steht im Verhältnis 59% Grau zu 41% Weiß, die Atmung der Rinde ist 5mal größer als die des Marks (s. Teil II, 4). Der Bruttosauerstoffverbrauch stellt das arithmetische Mittel aus der Atmung der grauen Anteile und der Markabschnitte dar (Teil II, 2). Im Einzelfalle wird es nicht möglich sein, die vom Ödem betroffenen Hirnregionen exakt nach grauen und weißen Bezirken zu trennen. Da die Markabschnitte erfahrungsgemäß ödemreicher sind als die Hirnrinde, sei der Einfachheit halber das Verhältnis grau zu weiß nicht wie 3/5 zu 2/5, sondern 1/2 zu 1/2 angesetzt. Bei gleichbleibender Atmungsrate und einem mittleren Verbrauch von 2,2 cc $O_2$ darf der *Sauerstoffverbrauch der Rinde* mit 3,6 cc, der des Markes mit 0,7 cc/100 g pro Minute in den Fällen mit Hirnödem eingesetzt werden.

Über die *Diffusionskonstante* des Sauerstoffs im ödematösen Hirngewebe ist nichts bekannt. Immerhin würden sich kleinere Abweichungen bei weitem nicht so erheblich auf den Druckabfall des Sauerstoffs im Gewebe auswirken, wie dies für den Zylinderradius der Fall ist, der in der Formel im Quadrat erscheint.

Der *Capillarradius* beträgt unter Normalbedingungen 3,5 $\mu$ (Teil I, 4), er dürfte beim Hirnödem, das zu einer Hirndrucksteigerung führt, eher kleiner sein und dies besonders dann, wenn wie in unseren Fällen mit Hirnödem eine aktive Vasodilatation nicht nachzuweisen ist. Wir setzen daher den Capillarradius $= 2,0\ \mu$, was der unteren Grenze unter physiologischen Bedingungen entspricht (OPITZ u. SCHNEIDER 1950).

Werden diese Parameter, die für die ödematöse Rinde anzunehmen sind, nämlich $A = 3,6$ cc/100 g pro Minute, $R = 30\ \mu$, $r = 2,0\ \mu$, $D = 1,64 \cdot 10^{-5}$, in die Kroghsche Formel eingesetzt, *so ergibt sich ein Druckabfall $\Delta$p $O_2$ im Gewebe von 14 mm Hg.* Diese bedeutet einen Anstieg der kritischen Schwelle der Sauerstoffversorgung, die an den Atmungsfermenten der Zelle unter Normalbedingungen bei einem $pO_2$ von 13—14 mm Hg liegt (Teil I, 4) auf 27—28 mm Hg, wobei der Schwellenanstieg durch Ausbleiben der Utilisationszunahme noch nicht berücksichtigt ist. Ebenso ist unberücksichtigt geblieben ein Schwellenanstieg durch ungenügende oder fehlende aktive Vasodilatation.

Die Ableitung eines besonderen geweblich bedingten Sauerstoffmangels im Ödembereich aus den Parametern der Kroghschen Formel unter Einsetzen der erhaltenen Mittelwerte der Hirnatmung übersieht nicht die rein rechnerische Tatsache, daß beim Anwachsen der Gewebszylinderradien ohne Zunahme der atmenden Elemente $\Delta pO_2$ sich theoretisch nicht verändern darf, weil die Atmung pro Gewichtseinheit Gewebe im gleichen Verhältnis kleiner wird wie der Zylinderradius zunimmt. Der Radius des Gewebszylinders geht in die Formel nicht nur einmal sondern zweimal ein, weil die Atmung gemessen wird pro Gewichts- bzw. Volumeneinheit Gewebe und das Volumen eines Zylinders gleich dem Produkt aus quadriertem Radius und Zylinderhöhe ist. Die *Gültigkeit der Kroghschen Formel ist aber an einige Voraussetzungen geknüpft, die im Falle des Ödems nicht mehr gegeben sind.* Eine Voraussetzung, die durch Eintritt von Ödemflüssigkeit ins Gewebe hinfällig wird, ist die der *räumlich gleichmäßig verteilten Gewebsatmung in der Zylinderachse.* Eine weitere, die unter physiologischen Umständen keine Rolle spielt, ist die, daß der Zylinderradius die *Grenzschichtdicke* nicht überschreiten darf. Die räumlich gleichmäßige Gewebsatmung wird bei Einlagerung von Ödem wahrscheinlich nicht allein durch die intercelluläre Flüssigkeit gestört, sondern auch durch die Quellung der Zelle selbst, den Zellhydrops, der die räumlichen Verhältnisse der Zellfermente verändert. Ein Erreichen der Grenzschichtdicke dürfte durch Flüssigkeitseinlagerung in das Gewebe kaum vorstellbar sein. Denkbar ist ein solcher Vorgang aber dann, wenn durch örtlichen Ödemdruck Capillaren verschlossen werden. Ein solcher örtlicher Capillarverschluß braucht noch keinen nachweisbaren Einfluß auf die Hirndurchblutungsgröße, gemessen mit den klinisch in Betracht kommenden Methoden, zu haben. Die Gewebszylinderradien werden bei einem zusätzlichen Capillarverschluß im Ödembereich ganz erheblich anwachsen und die Volumenzunahme des zu versorgenden Gewebes pro geöffneter Capillare ist dann eine echte, nämlich eine Zunahme von an der Atmung teilnehmender Substanz.

Die Faktoren, die im Falle des Hirnödems zu einem Sauerstoffmangel führen, wären demnach einmal *geweblicher Art* und hervorgerufen durch den Eintritt von Flüssigkeit in die intercellulären Räume und in die Zellen selbst, zum andern *vasaler Natur* und ausgelöst durch Capillarlumenverengung bzw. -verlegung mit dem Ergebnis, daß das $O_2$-Angebot pro Volumeneinheit Gewebe geringer wird und eine auf den Ödembereich begrenzte venöse Hypoxie entsteht. Dieser vasale Faktor ist jedoch als sekundär aufzufassen, er muß nach den Ausführungen im Teil VI, 4 zu einer ischämischen Hypoxydose führen. Die auch im zeitlichen Ablauf des Geschehens primäre Versorgungsstörung beim Ödemeintritt ins Gewebe ist ein neuer Faktor, der näherer Betrachtung bedarf.

**b) Mechanismus und Form des Sauerstoffmangels beim Hirnödem.** Es erhebt sich die Frage, ob die Sauerstoffmangelform im Ödembereich, die nicht ischämischer Natur ist, als hypoxische oder als nicht hypoxische Hypoxydose aufzufassen ist. Die Möglichkeit einer örtlich begrenzten Zellfermentschädigung durch Tumorabbauprodukte läßt sich zwar bei malignen Geschwülsten nicht leugnen (s. Teil VIII, 4), schwerer verständlich wäre aber eine toxische Zellfermentschädigung durch die Ödemflüssigkeit selbst, die aus dem Blut stammt und körpereigene Substanzen enthält. Ödeme sind zwar recht unterschiedlich zusammengesetzt und nach den Beobachtungen von SCHOLZ (1949) scheint eine Korrelation insoweit zu bestehen, als eiweißreiche Ödeme besonders schwere Schädigungen hervorrufen. Jedoch läßt sich von der Morphologie her nicht entscheiden, ob bei einer Zellschädigung, deren Ursache Sauerstoffmangel ist, das Angebot an $O_2$ zu stark abgenommen hat oder ob infolge Fermentschädigung primär der $O_2$-Bedarf reduziert ist. Die Betrachtung der pathophysiologischen Gegebenheiten scheint hier weiter zu führen. Wäre der Befund einer durchgehend reduzierten $O_2$-Aufnahme des Gehirns in Hirnödemfällen bei verschiedenen Graden der Schädelinnendrucksteigerung noch vereinbar mit dem Vorliegen einer Sauerstoffbedarfsabnahme, so spricht das Fehlen eines freien Intervalles (im weiteren Sinne) im Korrelationsdiagramm Hirnsauerstoffverbrauch und Hirndurchblutung in Ödemfällen bei linearem Rückgang der Atmung mit sinkender Durchblutung des Gehirns viel mehr für eine Reduktion des Angebotes nach erschöpfter Gegenregulation als für eine $O_2$-Bedarfsabnahme, dem Kriterium der nicht hypoxischen Hypoxydose. Bei letzterer wäre eher ein Fehlen einer Beziehung zwischen Durchblutung und $O_2$-Aufnahme zu erwarten gewesen. Es besteht demnach kein genügender Grund, eine nicht hypoxische Hypoxydose als wesentliche Sauerstoffmangelform beim Hirnödem anzunehmen.

Der Ort der Störung der Sauerstoffversorgung im Ödembereich ist in das Gewebe selbst zu verlegen, morphologisch wird man also von einem gewebsgebundenen Sauerstoffmangel sprechen können, funktionell handelt es sich aber doch um eine Atmungseinschränkung ohne eigentliche Bedarfsabnahme, wahrscheinlich verursacht wie alle hypoxischen Hypoxydosen durch einen Abfall des Sauerstoffdruckes an den atmenden Elementen der Zelle. Die vorläufig am besten zutreffende Bezeichnung der Mangelerscheinungen wäre demnach die einer *asphyktischen, im Gewebe lokalisierten Hypoxydose*.

Das Hirnödem verursacht somit eine besondere Form eines Sauerstoffmangels, die nicht identisch ist mit jener, die durch die Liquordrucksteigerung oder einer intrakraniellen Drucksteigerung schlechthin hervorgerufen wird. Die Sauerstoffmangelform beim Hirnödem stellt sicher keine Seltenheit dar, ihr Mechanismus ist auch bei Ödemen anderer Körperorgane wahrscheinlich derselbe wie am Gehirn. Da die Vulnerabilitätsverhältnisse aber dort meist günstiger liegen und für eine zwangsläufige Kombination mit durchblutungsbedingtem Sauerstoffmangel in der

Regel keine Veranlassung besteht, ist ihre Bedeutung vielleicht weniger groß. Wir sind uns bewußt, daß weder das Problem des Hirnödems bisher unter dem Aspekt des Sauerstoffmangels eingehend abgehandelt wurde, noch daß ein bestimmter Sauerstoffmangelmechanismus bei Gewebsödemen von der Pathophysiologie bislang in Betracht gezogen worden ist, abgesehen von der histotoxischen Hypoxydose durch BECKER (1954) unter vornehmlich histopathologischem Aspekt. Wir möchten deshalb die obigen Ausführungen nicht nur als Feststellungen betrachten, sondern mit ihnen einen Anstoß zu Untersuchungen und Diskussionen in einer neuen Richtung geben.

c) **Kombination von Hirnödem mit intrakranieller Drucksteigerung.** Früher oder später führt das symptomatische Hirnödem bei Hirngeschwülsten zu einem Mißverhältnis zwischen Schädelraum und Schädelinhalt. Neben dem Wachstum der Geschwulst geschieht dies entweder durch Ausbreitung des Ödems oder durch Liquorabflußstauung, oft durch beide Faktoren gemeinsam. Damit steigt der intrakranielle Druck notwendigerweise an und die Hirndurchblutung sinkt. Bei extrakraniell verursachter Abnahme der Hirndurchblutung wird, wie in Teil VI, 2 ausgeführt wurde, zunächst der Sauerstoffüberschuß abgeschöpft. Danach setzen Gegenregulationen am Kreislauf (Cushingreflex), am Hirngefäßsystem (Vasodilatation) und im Gewebe (Steigerung der Utilisation) ein. Erst wenn alle diese Sicherheitsvorrichtungen durchbrochen sind, beginnt die Sauerstoffaufnahme des Gehirns abzusinken. Ein Blick auf Abb. 13 lehrt aber, daß die Abnahme der Hirndurchblutung etwa parallel dem Absinken der Hirnatmung in den Fällen mit Hirnödem erfolgt. *Die lineare Abnahme des Sauerstoffverbrauchs bei sinkender Hirndurchblutung zeigt an, daß die Sauerstoffversorgung bereits auf normalem Durchblutungsniveau kritisch geworden sein muß.* Kombiniert sich unter diesen Umständen ein Hirnödem mit einer Schädelinnendrucksteigerung, ein Vorgang, der bei Großhirngeschwülsten die Regel ist, so tritt *zu der ödembedingten Sauerstoffversorgungsstörung des Gewebes eine durchblutungsbedingte* hinzu. Beide Formen der Versorgungsstörung müssen sich *summieren,* denn die Sauerstoffmangelform beim Hirnödem ist ebenso wie jene bei der Liquordrucksteigerung als eine Unterform der venösen Hypoxie aufzufassen, wie im Abschnitt VII, 5c dargelegt wurde. Die geringere Sauerstoffaufnahme des Gehirns beim Vorliegen eines Hirnödems mit Hirndrucksteigerung im Vergleich mit der bei einfacher Liquordrucksteigerung erfährt hierdurch eine zwanglose Erklärung.

Die Vorgänge, die zum Hirnödem und zur Liquorstauung führen, können sich aber auch *gegensinnig beeinflussen.* Nach den Erfahrungen von REICHARDT (1957) kann ein bestehendes Ödem durch sekundäre Schädelinnendrucksteigerung zum Teil wieder ausgepreßt werden. In den Fällen multipler Hirngeschwülste (Metastasen), in denen eine Geschwulst frühzeitig die Liquorpassage behindert, ist man immer wieder überrascht, wie gering das symptomatische Ödem in der Umgebung der Großhirngeschwülste ausgeprägt ist. Offenbar wirkt hier der Verschluß der Liquorabflußwege über den intrakraniellen Druckanstieg hindernd auf die Ödementstehung, was rein mechanisch verstanden werden kann. *Ödembedingter und allgemeiner durchblutungsbedingter Sauerstoffmangel des Gehirns würden sich somit von einer bestimmten Höhe der Schädelinnendrucksteigerung ab nicht mehr addieren, sondern ersterer würde abnehmen, während letzterer intensiver wird.*

**d) Die Wirkungen des Sauerstoffmangels beim Hirnödem.** Es bleiben noch die klinischen Wirkungen des Hirnödems im Hinblick auf den Sauerstoffmangel des Gehirns zu betrachten. Zunächst sei auf die *elektrische Spontanaktivität* eingegangen und auf die Vorstellungen, die die Frequenzverlangsamung dem Verständnis näher bringen. OPITZ u. SCHNEIDER (1950) haben errechnet, daß 100 g Ganglienzellen mit einem Radius von jeweils 10 $\mu$ bei einer Entladungsfrequenz von 10/sec (Grundrhythmus des Gehirns, Alpharhythmus nach BERGER (1929), Bergerrhythmus nach ADRIAN (1934) in der Minute 60 cc Sauerstoff verbrauchen. Bei einem Sauerstoffdruck von 30 mm Hg in der Zelle genügt die zwischen den Entladungen zur Verfügung stehende Zeit von 90 msec zur völligen Wiederaufsättigung der Zelle mit Sauerstoff. Die Erholungszeit genügt selbst dann noch, wenn die doppelte Entladungsfrequenz herrscht. Sinkt der $O_2$-Druck unter 30 mm Hg in der Zelle, so wird eine Sauerstoffmangelschuld eingegangen, die dem Abfall von $pO_2$ proportional ist, weil auch der Vorrat an gelöstem Sauerstoff dem $O_2$-Druck proportional ist. THEWS (zit. nach OPITZ u. SCHNEIDER 1950) hat aber errechnet, daß bei einer Entladungsfrequenz von 10/sec und einem $O_2$-Druck von 10 mm Hg in der Zelle in den zur Verfügung stehenden 90 msec noch genügend Zeit bleiben würde, um die Sauerstoffschuld zu decken. Es kommt nach unseren Ausführungen in Kapitel V bei niedrigen Sauerstoffdrucken jedoch zu einer Verlangsamung der chemischen Reaktionsgeschwindigkeiten, zu einer wesentlichen Verschlechterung der Energiebilanz der chemischen Umsetzungen in der Zelle, zur Abnahme der energiereichen Phosphatverbindungen, zur Vermehrung des anorganischen Phosphates, der Milchsäure und des Ammoniaks und damit zu begrenzenden Faktoren, die indirekt mit dem Sauerstoffdruck zusammenhängen. Da die Zelle nur nach dem Alles-oder-Nichts-Gesetz entladen kann, welches besagt, daß nur die Frequenz, nicht die Amplitude der Entladungen variabel ist, muß eine Frequenzabnahme der Einzelentladungen eintreten, wenn eine Kumulierung von Ermüdungsrückständen vermieden werden soll.

Neurophysiologisch gesehen ist die Entladungsfrequenz der Nervenzellen von den ankommenden synaptischen Impulsen und von dem jeweiligen elektrischen und nutritiven Zustand des Neurons abhängig. Die Entladungsfrequenz von 10/sec wird unter physiologischen Bedingungen von sehr vielen Neuronen bevorzugt, sie können bei diesem Rhythmus offenbar sehr lange ohne Ermüdung tätig sein, während vorübergehend höhere Frequenzen von Pausen gefolgt sind. Sehr hohe Frequenzen von 100—400/sec können auch von corticalen Neuronen nur für sehr kurze Zeit durchgehalten werden. Somit legt auch die Elektrophysiologie eine Abhängigkeit der Entladungsfrequenzen von einem Erholungscyclus nahe. In der Erholung besteht subnormale Erregbarkeit, das elektrische Äquivalent des Erholungsvorganges ist wahrscheinlich das positive Nachpotential von etwa 100 msec Dauer. Die *Wichtigkeit des Erholungscyclus für die Frequenz der Eigenrhythmik des Gehirns* wird auch von JUNG (1952) betont. Letztlich wäre es damit der nutritive Zustand des Neurons, der die Frequenzabnahme in den klinischen Fällen mit intrakranieller Drucksteigerung verständlich macht, d. h. der Sauerstoff- und Nährstoffmangel.

Allein von der Physiologie her ist die Frage nicht zu beantworten, wie Sauerstoff- und Nährstoffmangel des Gehirns auf den *Bewußtseinszustand* einwirken. Korrelationen zwischen der beschriebenen elektrischen Eigenrhythmik des Hirns und dem

Bewußtseinszustand gibt es indessen nicht nur in der Pathologie — Bewußtseinstrübungen und Frequenzverlangsamung der Hirnpotentiale beim Hirntumor, im Insulinkoma, im diabetischen Koma, in der Intoxikation, im äußeren Sauerstoffmangel oder im cardial verursachten, relativen des Adams-Stokes-Anfalls —, sie sind auch im physiologischen Schlaf und im Laufe der normalen Entwicklung des kindlichen Gehirns deutlich. In den ersteren Fällen handelt es sich um einen erzwungenen, in den letzteren um einen freiwilligen Vorgang. Dem Bewußtsein als Ganzheitsqualität liegt unbestritten ein sehr differenzierter, komplexer Funktionsaufbau zugrunde. Eine solche komplexe Funktion ist wesentlich störanfälliger als eine primitive. Wir haben hierfür Beispiele aus der Klinik und Physiologie angeführt, wie den frühzeitigen Bewußtseinsverlust nach perakuter Ischämie des Gehirns, die langsame Erholung höherer psychischer Funktionen nach Herzstillstand und eine bestimmte Mindestgeschwindigkeit chemischer Verbrennungsvorgänge als Voraussetzung höherer zentralnervöser Leistungen. Wenn die elektrischen Begleiterscheinungen der Hirntätigkeit ein empfindliches Barometer für den Entwicklungszustand der Nervenzellen und für ihren nutritiven Zustand darstellen, und wenn die hochspezialisierte nervöse Leistung, die ihren Ausdruck in dem findet, was wir Bewußtseinsklarheit nennen, eine sehr differenzierte und komplex ineinandergreifende Funktion der nervösen Elemente voraussetzt, werden quantitative Beziehungen zwischen elektrischen Vorgängen der nervösen Tätigkeit und psychischen Phänomen verständlich. Solche Überlegungen wollen sich nicht identifizieren mit den Versuchen, das Wesen psychischer Phänomene in chemischen Umsetzungen oder elektrischen Entladungen zu erblicken, sie wollen lediglich ein Beitrag zum Problem der psychophysischen Korrelationen sein.

Von den 31 hier dargestellten Fällen mit Hirnödem waren 9 schwer bewußtseinsgetrübt oder bewußtlos, weitere 12 Fälle waren mehr oder weniger verhangen, schläfrig, dabei aber ansprechbar und leidlich orientiert. Verglichen mit der Häufigkeit der Bewußtseinsstörung beim Verschlußhydrocephalus ergibt sich für die Hirnödemfälle damit ein wesentlich größerer Anteil von Fällen mit quantitativer Beeinträchtigung des Bewußtseins. Ein solches Ergebnis stand zu erwarten, es ist jedem Neurologen, Psychiater und Neurochirurgen geläufig.

Die *luftencephalographischen Befunde* eines Markschwundes nach Hirnödem (TÖNNIS 1948) lassen sich zwanglos mit irreversiblen Sauerstoffmangelwirkungen am anatomischen Substrat verständlich machen. Dem geringeren Sauerstoffverbrauch der weißen gegenüber der grauen Substanz steht dabei die intensivere ödematöse Durchtränkung des Marks gegenüber. Außerdem wissen wir nur etwas über den Bruttosauerstoffverbrauch des Markes und nichts Quantitatives über die Atmung der einzelnen gliösen Elemente. Diese ist sicher nicht für alle Gliaarten untereinander und wahrscheinlich nicht zwischen Glia und Axonen gleich groß. Das Verhältnis der Atmungsrate Mark zu Rinde wie 1:5 ist ein Verhältnis der arithmetischen Mittel. Einzelne Elemente des Markes verbrauchen höchstwahrscheinlich mehr als 1 cc $O_2$/100 g pro Minute und sind vulnerabler auf Sauerstoffmangel als andere, die einen unter der Größe von 1 cc auf 100 Gramm Gewebe und Minute liegenden Sauerstoffverbrauch haben.

Die *Gefäßneubildungen* in manchen Gliomen schließlich könnten nach den vorangegangenen Erörterungen vielleicht nichts anderes darstellen als eine Reaktion des Gewebes auf chronischen Sauerstoffmangel (s. Teil I, 3). Daß die neu gebildeten

Gefäße in späteren Stadien des Geschwulstwachstums die Gewebsanoxie nicht verhindern können, diese sogar eher verstärken (s. Teil VIII, 2, c), würde die Hypothese einer ursprünglich hypoxiebedingten Entstehung solcher Gefäßneubildungen nicht unbedingt widerlegen.

## 6. Zusammenfassung zu VII

Die Schädelinnendrucksteigerung durch Hirnvolumenvermehrung ist wesensverschieden von jener durch Liquorstauung verursachten, sie ist auch häufiger als letztere. Die Unterteilung der Hirnvolumenvermehrung in Hirnödem und Hirnschwellung ist für unsere speziellen Belange nicht von Bedeutung, da beide Formen im Hinblick auf die Sauerstoffversorgung der Zelle etwa den gleichen Effekt haben müssen. Zudem dürfte die Hirnvolumenvermehrung, wenn man dem Initiator ihrer Trennung in Ödem und Schwellung folgt, im Falle von Hirngeschwülsten als ein symptomatisches Ödem aufzufassen sein, während die echte Hirnschwellung begrenzt bleibt auf psychiatrische Krankheitsbilder.

Das Ödem des Gehirns bei Hirngeschwülsten gibt häufig Anlaß zu Massenverschiebungen, die örtlich begrenzte Durchblutungsstörungen zur Folge haben können, und es führt früher oder später zu einem Mißverhältnis zwischen Schädelinnenraum und Schädelinhalt und damit zu einer intrakraniellen Drucksteigerung. Ödeme betreffen das Markweiß stärker als das Grau, fehlen aber nicht im letzteren. Ein wachsendes Ödem im Mark kann über die Schädelinnendrucksteigerung Ödemflüssigkeit in der Hirnrinde wieder auspressen und eine primäre, liquorstauungsbedingte, intrakranielle Drucksteigerung kann die sekundäre Entstehung eines Ödems verhindern oder einschränken.

Hirnödeme vermögen einmal von der Gewebsseite her, zum andern indirekt über die Schädelinnendurchsteigerung von der Blutseite her die Bluthirnschranke zu durchbrechen, was einer weiteren Ausbreitung von Ödemflüssigkeit Vorschub leistet. Da die Wasserbewegung an der Bluthirnschranke wahrscheinlich nicht auf osmotischen Gradienten beruht, sondern auf einem aktiven oxybiotischen Vorgang, vergleichbar einer Pumpe mit selektiven Fähigkeiten, muß ein Sauerstoffmangel die Schrankenfunktion beeinträchtigen.

Die klinischen Allgemeinerscheinungen beim ödembedingten Hirndruck sind in der Regel schwerer als bei der Liquordrucksteigerung. Auch das Hirnpotentialbild zeigt wesentlich stärkere örtliche und allgemeine Abänderungen. Unter den psychischen Allgemeinerscheinungen der intrakraniellen Drucksteigerung wird die quantitative Beeinträchtigung des Bewußtseins hervorgehoben. Auch die Bewußtseinsstörung tritt beim Hirndruck durch Ödem häufiger, intensiver und früher auf als bei der Liquorstauung.

Eigene klinische Untersuchungen der Hirndurchblutung und des Hirnsauerstoffverbrauchs bei 31 symptomatischen Hirnödemfällen ergaben kein erheblicheres Ausmaß des intrakraniellen Druckanstieges, als es bei Liquordrucksteigerung gefunden wurde. Die Abnahme der Hirndurchblutung war nicht signifikant größer als bei Liquorstauung, der mittlere arterielle Blutdruck nicht statistisch gesichert niedriger. Dennoch nahm das Hirn bei ödembedingter Schädelinnendrucksteigerung weniger Sauerstoff auf als bei liquordruckbedingter. Die Utilisation des Blutsauerstoffs stieg beim Hirndruck durch Ödem nicht an, die Reaktion von der

Gewebsseite her fehlte und der Sauerstoffverbrauch des Hirns war unabhängig vom Grad der Schädelinnendrucksteigerung.

Diese Ergebnisse werden mit einem überdurchschnittlichen Abfall des Sauerstoffdrucks im Gewebszylinder erklärt, dessen Radius durch die eingetretene Ödemflüssigkeit zugenommen hat und dessen Atmung in der Zylinderachse nicht mehr gleichmäßig verteilt ist. An Hand der Kroghschen Formel und der anatomischen Gegebenheiten beim Hirnödem wird errechnet, daß der unter physiologischen Umständen herrschende Druckabfall $\Delta pO_2$ von 5,7 mm Hg im Gewebe der Hirnrinde im Falle eines Ödems bis auf etwa 14 mm Hg anwachsen kann. Der Anstieg der kritischen Schwelle des Sauerstoffdruckes durch die Vergrößerung der Gewebszylinderradien und durch die hinzutretende mangelnde Umstellungsreaktion im Gewebe und in der Vasomotorik ist so erheblich, daß das Gewebe schon bei normaler Durchblutung in Sauerstoffmangel geraten kann. Der besondere Mechanismus des Sauerstoffmangels beim Hirnödem wird, physiologisch gesehen, als hypoxische, nämlich asphyktische, morphologisch betrachtet, als gewebsbedingte Hypoxydose aufgefaßt. Da diese gewebsgebundene, asphyktische Hypoxydose funktionell eine hypoxische Hypoxydose ist, muß sich der Sauerstoffmangel dieser Form bei hinzutretender intrakranieller Drucksteigerung der der ischämischen Hypoxydose, die ebenfalls eine asphyktische Form darstellt, addieren. Es ist somit verständlich, daß die hirnödembedingte Schädelinnendrucksteigerung zu einem intensiveren Sauerstoffmangelzustand führen muß als die liquordruckbedingte.

Andererseits vermag die asphyktische, gewebsgebundene Form des Sauerstoffmangels dann, wenn Ödem durch anwachsenden Schädelinnendruck ausgepreßt wird, etwa im gleichen Maße abzunehmen, wie die ischämische, durchblutungsbedingte Hypoxydose wegen der mit der intrakraniellen Drucksteigerung verbundenen Abnahme des arteriovenösen Blutdruckgefälles zunehmen muß.

Die Analogie der unterschiedlichen Versorgungsstörung und der verschiedenen Intensität der klinischen Wirkungen wird am Beispiel der hirnelektrischen Veränderungen und der quantitativen Störung des Bewußtseins näher betrachtet.

## VIII. Sauerstoffmangel durch fokale Ischämie, Oligämie, Zellfermentschädigung und sekundäre Ischämie

### 1. Allgemeines

Nach der Erörterung der Sauerstoffmangelmechanismen bei den beiden großen genetischen Formen der intrakraniellen Drucksteigerung, der hydrocephalen und der durch Hirnödem, bleibt eine Sauerstoffmangelform noch näher zu betrachten, die im Teil VI schon angedeutet wurde, und die als Ausdruck der Schädelinnendrucksteigerung und ihrer Folgen aufgefaßt werden muß, nämlich die fokale Ischämie. Sie ist sicher ein sehr häufiges Vorkommnis, einer quantitativen Erfassung aber kaum zugänglich. Da sie sich dem Morphologen viel eher offenbart als dem Physiologen und dem Kliniker, sei sie erst an dieser Stelle abgehandelt.

Ein weiterer Sauerstoffmangelmechanismus findet sich bei Hirngeschwülsten, die infolge ihrer besonderen Lokalisation Einfluß auf den Gesamtkreislauf nehmen können und auf diesem Wege zu einer Sauerstoffversorgungsstörung des Gehirns zu führen vermögen. Diese Sauerstoffmangelform hat nichts mehr mit dem patho-physiologischen Vorgang der Schädelinnendrucksteigerung zu tun, sondern ist un-mittelbare Folge der Geschwulst, gleichgültig ob eine intrakranielle Drucksteige-rung besteht oder nicht. Entsteht ein echter Sauerstoffmangel in diesen Fällen gewissermaßen am Ende einer langen Kette über eine humorale oder neurale Senkung des Blutdrucks im gesamten Organismus, so bildet die histotoxische Hypoxydose hierzu das Gegenstück, die Sauerstoffversorgungsstörung liegt im Fermentsystem der Nervenzelle selbst und ist ebenfalls unabhängig vom Hirn-druck.

## 2. Fokale Ischämien

**a) Massenverschiebung.** Es wurde im Teil VI, 4 festgestellt, daß die Abnahme der Hirnatmung bei der Liquordrucksteigerung nur verständlich ist, wenn man örtlich unterschiedliche Höhe des intrakraniellen Druckes annimmt. Diese ört-lichen Schädelinnendruckdifferenzen können einmal hinsichtlich des Liquordruckes als solchem bestehen, sie können aber auch durch Verschiebung der Hirnsubstanz diese unmittelbar betreffen. Mittelbar nimmt der Liquordruck auch beim sym-metrischen Hydrocephalus occlusus Einfluß auf das Hirn dadurch, daß er Hirnteile in die Reserveräume verschiebt. Dabei werden die verschobenen Hirnteile nicht selten eingeklemmt, so z. B. basale Temporallappenabschnitte in den Tentorium-schlitz, die Kleinhirntonsillen in das Foramen occipitale magnum, mediale Hirn-rindenteile zwischen unterem Falxrand und Balkenoberfläche.

Bei diesen Einklemmungsvorgängen können auf 3 verschiedene Arten Durch-blutungsstörungen und damit Sauerstoffversorgungsstörungen zustande kommen. Einmal kann eine *venöse Blutabflußstörung* in den verschobenen, eingeklemmten Hirnteilen auftreten. Was den Sauerstoffmangel anlangt, wäre dies eine ischämi-sche Hypoxydose, die sich hier, en miniature, nochmals in einem Hirnteil wieder-holt. Zum andern können die verschobenen Hirnteile Hirnsubstanz als Wider-lager finden und dort ebenfalls eine ischämische Hypoxydose verursachen. Beispiele sind das Mittelhirn bei *Einklemmung* von Temporallappenteilen im Tento-riumschlitz und die Medulla oblongata beim Vortreten der Kleinhirntonsillen ins Hinterhauptloch. Schließlich kann ein eingeklemmter Hirnteil zwischen sich und einem festen Widerlager, z. B. dem Knochen oder dem Rand einer Duraduplikatur ein *arterielles Gefäß komprimieren* und damit einer Sauerstoffversorgungsstörung in einer, dem Ort der Einklemmung mehr oder weniger entfernten Hirnregion Vorschub leisten. Das bekannteste Beispiel hierfür ist die Kompression der A. cerebri posterior in der Cisterna ambiens durch verschobene Kleinhirnteile (s. auch Teil VI, 4). Auch die Kompression einer Arterie führt in dem von ihr versorgten Bereich zu einer ischämischen Hypoxydose.

Dem Physiologen ist es aus methodischen Gründen, die im Teil II, 2 erörtert sind, heute noch nicht möglich, über so entstandene Sauerstoffversorgungsstörun-gen quantitative Meßergebnisse beizubringen. Der Morphologe kann makrosko-pisch und mikroskopisch die Durchblutungsstörung feststellen und die Verände-rungen an den Nervenzellen, die Folge des Sauerstoff- und Nährstoffmangels sind. Dem Kliniker werden die Wirkungen fokaler Ischämien manchmal besonders deut-lich. Er faßt sie dann unter dem Begriff der Einklemmungserscheinungen zusam-men. Wir selbst haben die fokalen Ischämien im Bereich des Hirnstamms bei Hirngeschwülsten ursächlich für die Entstehung bestimmter prämortaler Reaktionsformen des Kreislaufs und der Atmung beim sog. zentralen Tod verantwortlich gemacht (GÄNSHIRT 1951 b).

Es kommt in diesem Zusammenhang nicht auf die klinischen Wirkungen der fokalen Ischämie an, diese sind lokalisatorisch bedingte Erscheinungen, es sei vielmehr *betont, daß solche örtlichen, ischämischen Hypoxydosen sich der allgemeinen, liquordruck- oder ödembedingten ischämischen und asphyktischen Hypoxydose addieren müssen.* Damit führen sie einen örtlich umschriebenen, intensiveren Sauerstoffmangelzustand des Gewebes herbei, der über eine lokalisierte Abnahme der Gewebsatmung den Bruttowert des Hirnsauerstoffverbrauchs senken kann.

**b) Staudruck.** Wenn durch eine Großhirngeschwulst mit begleitendem Ödem Temporallappenteile, die in den Tentoriumschlitz vortreten, einen mehr oder weniger dichten Abschluß zwischen supra- und infratentoriellem Schädelinnenraum verursachen, kann sich der supratentorielle Schädelinnendruckanstieg nicht oder nur unvollkommen nach infratentoriell hin fortpflanzen. Die entstehende Druckdifferenz hätte kreislaufphysiologisch kaum eine Bedeutung, wenn nicht anatomische Besonderheiten der Hirngefäße gerade am Ort der Grenze bestehen würden. STERN (1935) hat die Angioarchitektonik des Mittelhirns eingehend untersucht und ihre anlagebedingte Anfälligkeit für Störungen betont. Die Arteria basilaris schickt dort ihre zarten Äste, die Paramedianarterien unter rechtwinkligem Abgang in das Mittelhirn und hier teilen sie sich wiederum rechtwinklig in feine, oral und caudal ziehende Zweige auf. Diese feinen, im Mittelhirn oral ziehenden Arterien haben den gesamten, an der Grenze zwischen hinterer und mittlerer Schädelgrube auftretenden Staudruck auszuhalten. *Unter Staudruck wird dabei verstanden die von innen auf die Gefäßwand wirkende Kraft des Blutdrucks an der Stelle, wo der Gefäßwiderstand plötzlich ansteigt.* Die durch den Druck der eingeklemmten Temporallappenteile auf das Mittelhirn hier bereits bestehende fokale Ischämie schädigt neben dem Nervengewebe auch die Gefäßwand, so daß es nicht wunder nimmt, wenn der Pathologe unter solchen Bedingungen dort immer wieder Rhexisblutungen und ischämische Nekrosen zu Gesicht bekommt (ROSENHAGEN 1932, BANNWARTH 1935, BODECHTEL u. DÖRING 1938, WOLMAN 1953). Auch in diesem Sonderfall einer Durchblutungsstörung, die Folge des intrakraniellen Druckanstieges ist, entsteht eine *lokale ischämische Hypoxydose,* die, wenngleich örtlich begrenzt, nach den anatomischen Befunden erhebliches Ausmaß erreichen kann.

**c) Besonderheiten der Gefäßversorgung von Hirngeschwülsten.** Mit diesem Abschnitt verlassen wir das eigentliche Thema, nämlich die intrakranielle Drucksteigerung. Die folgenden Ausführungen wollen als Ergänzung verstanden werden insofern, als sie Sauerstoffmangelmechanismen beschreiben, die nicht unmittelbar durch Schädelinnendrucksteigerung verursacht sind, die aber häufig Hirntumoren begleiten und früher oder später sich mit den Sauerstoffmangelformen der intrakraniellen Drucksteigerung kombinieren.

Vor 20 Jahren berichtete TÖNNIS (1937) über Hirngeschwülste, bei denen die aus der Geschwulst abführenden Venen zum Teil arterielles Blut führen. Er erklärte diese Erscheinungen mit arteriovenösen Kurzschlüssen im Tumor. Artdiagnostisch handelte es sich ausnahmslos um *Glioblastome.* Heute stellt man patho-

logische Gefäßfisteln etwa in jedem zweiten Glioblastom arteriographisch fest
(MILLETTI 1950) und benützt dieses Zeichen als recht verläßlichen, artdiagnostischen Hinweis. Die Beobachtungen arteriellen Blutes in Venen, die vom Tumor
abführen und der röntgenologische Nachweis arteriovenöser Kurzschlüsse in Glioblastomen würde jedoch noch nicht zu dem Schluß berechtigen, daß ein solcher
Shunt auch funktionell Bedeutung haben muß. Dies war aber wahrscheinlich, da
es sich um arterielle Kurzschlüsse handelt, die auch einer erheblichen intrakraniellen Drucksteigerung zu widerstehen vermögen. Hirndurchblutungsmessungen an
Glioblastomträgern konnten demzufolge auch noch einen Einfluß des Shunts auf
die Bruttohirndurchblutung nachweisen. Wenn dieser Nachweis nur in einer
kleinen Anzahl von Fällen gelingt, so liegt dies nicht daran, daß die Shuntwirkung
größenordnungsmäßig unbedeutend wäre, sondern an dem Umstand, daß der
funktionelle Beweis eines Shunts nur dort erbracht werden kann, wo die Durchblutungssteigerung im Kurzschluß die Durchblutungsabnahme durch die Schädelinnendrucksteigerung überwiegt (GÄNSHIRT u. SCHIEFER 1954, GÄNSHIRT u.
TÖNNIS 1956). Auch die Beobachtung, daß es arteriographisch zu einer Frühdarstellung der die Geschwulst versorgenden Hirnarterie kommen kann, spricht im
Sinne funktionell bedeutsamer Kurzschlüsse.

Die Blutverteilung beim Vorhandensein eines Gefäßkurzschlusses folgt dem
Kirchhoffschen Verzweigungsgesetz und ist umgekehrt proportional den jeweiligen
Widerständen. Die Widerstände sind zwar nicht bekannt, wir dürfen aber aus
anatomschien Gründen und angesichts einer nachweisbaren Mehrdurchblutung bei
arteriellen Gefäßfisteln schließen, daß der Widerstand im Tumor geringer sein kann
als im übrigen Gefäßnetz des Gehirns. *Fließt aber ein Teil des Blutes über die
Kurzschlüsse ab und handelt es sich dabei gerade um jenes Blut, das die ödematöse
Randzone des Hirngewebes um den Tumor versorgen sollte, so wird man auch in dieser
Randzone das Auftreten einer Ischämie annehmen dürfen, die sich zum ödembedingten
Sauerstoffmangel hinzugesellt, und die unabhängig vom Hirndruck entsteht.* Die Folgen dieser ischämischen Hypoxydose in der Geschwulstumgebung sind beim Glioblastom wegen der vielfachen, andersartig bedingten Störungen der Gewebsatmung und wegen der direkten Einflußnahme der Geschwulst auf das nervöse
Gewebe auch für den Pathologen nicht beweisbar. Wie intensiv eine ischämische
Versorgungsstörung in der Umgebung von arteriellen Gefäßkurzschlüssen werden
kann, läßt aber die Atrophie des Hirngewebes um Angiome erkennen. Die Mangeldurchströmung kann hier übrigens arteriographisch demonstriert werden, ebenso
die Wiederherstellung regelrechter Durchblutungsverhältnisse in den zuvor minderdurchströmten Hirngebieten nach operativer Beseitigung des Kurzschlusses
(GÄNSHIRT u. SCHIEFER 1954).

Einen ähnlichen Vorgang, eine ischämische Hypoxydose, darf man auch gelegentlich bei *Meningeomen* erwarten. NOETZEL (1951a, b) fiel die Diskrepanz
zwischen der Größe von Meningeomen und der Ausdehnung von irreversiblen Ödemschäden und Gewebsnekrosen auf und er kam zu dem Schluß, daß ein unterschiedlicher Hirndruck hier nicht allein entscheidend sein könne. Seine Untersuchung ergab, daß Geschwülste, die Anschluß an Gefäße gewinnen, die das Hirn
versorgen, und sich damit eine neue Blutquelle verschaffen, die sich arteriographisch stark anfärben und auch nach völliger Umschneidung der Dura weiterbluten, wesentlich stärkere Gewebsschäden hinterlassen als Geschwülste, die nur

von Duragefäßen versorgt werden. Damit würde auch in diesen Fällen eine Hirngeschwulst *unabhängig vom Schädelinnendruck einen Sauerstoffmangel vom Typ der
ischämischen Hypoxydose* verursachen können. Die Beobachtung des parallel
laufenden stärkeren Gewebsödems dürfte auf einer von beiden Seiten aus, nämlich
von der des lokal druckgeschädigten Gewebes her wirkenden und von der vom
Blut ausgehenden hypoxischen Störung der Bluthirnschranke beruhen, weil diese
Schranke nach den Ausführungen in Teil VII, 2 bei Großhirngeschwülsten meist
von der Gewebsseite und von der Blutseite her durchbrochen wird, womit die
Voraussetzungen der Ödementstehung und -ausbreitung gegeben sind. Vielleicht
findet das frühzeitige Auftreten und die beträchtliche Ausdehnung des Hirnödems
gerade bei Glioblastomen und bei manchen Meningeomen über die bei diesen
Geschwülsten unabhängig vom Schädelinnendruck und schon vor diesem ein-
setzende ischämische Störung der Funktion der Capillarwand eine Erklärung.
Jedenfalls stehen die Befunde NOETZELS gut in Einklang mit den physiologischen
Ergebnissen und den klinischen Erfahrungen.

### 3. Oligämische Hypoxydose des Gehirns

Unter Oligämie wird ein *allgemeiner Blutmangel im Organismus* verstanden.
Oligämie ist aber nicht nur der absolute Blutmangel, sondern auch der relative,
wie er bei einem Mißverhältnis zwischen Gefäßfüllung und Gefäßweite beim
Kollaps anzutreffen ist. Die Oligämie wird immer auch durchlaufen, wenn es zur
sekundären Ischämie beim Kreislaufzusammenbruch kommt. Eine zum Unter-
schied hiervon chronische Oligämie kann nach unseren Erfahrungen bei manchen
*Hypophysenadenomen* bestehen. Das niedrige Niveau des Blutdrucks bei solchen
Geschwülsten könnte einen Blutmangel auch des Gehirns verständlich machen.

Adenome der Hypophyse sind verglichen mit echten Tumoren des Gehirns verhältnismäßig kleine Geschwülste, was nicht heißen soll, daß sie nicht auch zuweilen
beträchtliche Größe erreichen können. Sie werden aber meist auf Grund ihrer eindeutigen Symptomatologie, nicht zuletzt der charakteristischen Gesichtsfeld-
störung wegen, so frühzeitig erkannt, daß sie zu Hirndruckerscheinungen kaum
Anlaß geben. Dennoch konnten wir unter 10 Hypophysenadenomfällen fünfmal
eine sicher gesenkte Bruttohirndurchblutung feststellen und zweimal einen auffallend niedrigen Sauerstoffverbrauch von 2,1 und 2,2 cc/100 g pro Minute (GÄNS-
HIRT u. TÖNNIS 1956). Ein Vergleich der Meßergebnisse der 10 Adenomfälle der
Hypophyse mit 30 hirn- und kreislaufgesunden Personen ergab eine *statistisch
signifikante Herabsetzung der Hirndurchblutungsgröße bei den Adenomträgern*, nicht
aber eine außerhalb des Zufallsbereichs liegende Abnahme der Hirnatmung,
gemessen am Sauerstoffverbrauch. Die Aufrechterhaltung der normalen Hirnatmung wurde dabei durch bessere Utilisation des Blutsauerstoffs erreicht.

Der Vergleich der Werte des mittleren arteriellen Blutdrucks von 10 Adenomfällen mit dem
von 30 Normalpersonen ergibt für erstere einen Mittelwert von 78,7 mm Hg, für letztere
94,3 mm Hg, die Prüfung auf Differenz der Mittelwerte ein $t$ von 4,948 bei $t_{0,01} = 3,121$. Da
die Blutdruckwerte bei Hypophysenadenomen somit signifikant niedriger liegen als bei Normalpersonen, wird man nicht fehl gehen, die Blutdrucksenkung in diesen Fällen für die Oligämie
des Gehirns verantwortlich zu machen.

Blutdrucksenkung und Hirndurchblutungsminderung sind zwar bei Hypophysenadenomen sicherzustellen, ob es zu einem Sauerstoffmangel des Gehirns kommt,

einer oligämischen Hypoxydose, ist nicht einwandfrei belegt. Da die Regulation der Sauerstoffversorgung von der Gewebsseite her — im Gegensatz zur Liquordrucksteigerung und zum Hirnödem — intakt ist, wird mit einer oligämischen Hypoxydose nur in Einzelfällen gerechnet werden können. Wichtig schien uns ein Eingehen auf diese Fälle deshalb, weil im Zustand der Oligämie bei noch normaler Sauerstoffaufnahme alle Faktoren, die die Hirndurchblutung weiter vermindern (intrakranielle Drucksteigerung, Blutverlust durch operative Eingriffe) oder die die Sauerstoffversorgung anderweitig stören (Hirnödem, Pneumonie, Behinderung der äußeren Atmung), die schon beanspruchte Regulation zum Erliegen und das Hirn in einen Sauerstoffmangel bringen müssen.

### 4. Histotoxische Hypoxydose des Gehirns

Eine Fermentschädigung in malignen Geschwülsten ist nicht zu bestreiten (WARBURG 1926), auch Abwege der biologischen Oxydation im Tumorgewebe durch Änderung der Fermentausstattung sind beschrieben (W. C. SCHNEIDER 1945). Zur Diskussion steht hier jedoch die Frage, ob eine Geschwulst oder ein Ödem auf dem Wege der Enzymschädigung die biologische Oxydation auch im nicht blastomatösen Nervengewebe zu stören vermag. Von der Morphologie her ist dieses Problem solange nicht zu klären, als typische Äquivalentbilder einer histotoxischen Hypoxydose nicht sicher bekannt sind. Biochemische Untersuchungen, die die Frage nach einer histotoxischen Schädigung von Nervenzellen durch Hirngeschwülste beantworten könnten, liegen nicht vor. TÖNNIS (1954) weist darauf hin, daß die periblastomatösen Veränderungen bei Glioblastomen und Metastasen des Gehirns mehr den Charakter einer Hirnschwellung als den eines Hirnödems aufweisen. Auf das frühzeitige Auftreten und die weite Ausbreitung der Hirnvolumenvermehrung bei diesen Geschwulstarten wurde bereits hingewiesen. SCHOLZ (1949) fand histologisch vorwiegend bei eiweißreichen Ödemen Zellveränderungen, die auf einen Sauerstoffmangel hinweisen. Schließlich zeigten unsere Untersuchungen gemeinsam mit BRILMAYER (GÄNSHIRT u. TÖNNIS 1956), daß sich im periblastomatösen Hirngewebe maligner Geschwülste weit mehr niedrige Fette befinden müssen als im periblastomatösen Gewebe langsam wachsender Gliome oder in dem von Meningeomen. Der Markscheidenzerfall erreicht in der Umgebung maligner Tumoren demnach wesentlich größere Ausmaße als in der langsam wachsender Gliome oder in der von Meningeomen.

Diese Hinweise auf eine besondere Beeinflussung des umgebenden Gewebes durch die histologisch bösartigsten Hirngeschwülste kann aber allenfalls eine Fermentschädigung vermuten lassen, sie kann sie nicht beweisen. *Unsere Ergebnisse über das Verhalten der Hirnatmung bei malignen Geschwülsten des Zentralnervensystems zwingen ebenfalls nicht zu der Annahme, daß in diesen Fällen neben den beschriebenen Sauerstoffmangelmechanismen eine nicht hypoxische Hypoxydose vom Typ der histotoxischen angenommen werden muß.* Allerdings schließen die Ergebnisse das Vorkommen toxischer Fermentschädigung durch Geschwülste oder durch Ödeme auch nicht aus. Wenn es eine Beeinträchtigung der Zellatmung durch fermentschädigende Toxine bei Hirngeschwülsten und Hirnödemen gibt, so dürfte diese Form der Atmungshemmung ohne eigentlichen Sauerstoffmangel klinisch an Bedeutung aber hinter jenen Formen zurücktreten, die mit der Vermehrung freier Flüssigkeit im Gewebe und mit der intrakraniellen Drucksteigerung ursächlich vergesellschaftet sind.

Um eine andere Überlegung handelt es sich, wenn man der Warburgschen Anschauung folgend die Frage der Krebsentstehung durch chronischen Sauerstoffmangel für das Zentralnervensystem zu prüfen beabsichtigt. Das Problem des Sauerstoffmangels von dieser Seite her aufzurollen, ist nicht der Plan dieser Untersuchungen gewesen, die zu den Theorien der Krebsentstehung nicht Stellung nehmen können.

### 5. Die sekundäre Ischämie als letzte gemeinsame Endstrecke aller Hypoxydosen des Gehirns

Die Vielfalt der Sauerstoffmangelmechanismen am Gehirn, die beim klinischen Bild der intrakraniellen Drucksteigerung auf dem Boden von Hirngeschwülsten beobachtet werden kann, weicht einer gewissen Eintönigkeit dann, wenn die Sauerstoffversorgungsstörung lebensnotwendiger Hirngebiete ein Ausmaß erreicht hat, das eine Funktion nicht mehr zuläßt. Wesentlich ist dabei, daß eine irreparable Sauerstoffmangelschädigung dieser lebensnotwendigen Hirnteile noch nicht stattgefunden haben muß, weder die komplette noch die inkomplette oder die zeitlich befristete Wiederbelebungszeit überschritten zu sein braucht, ja sogar ein Erhaltungsumsatz noch gegeben sein kann, wenn die sekundäre Ischämie einsetzt. Die sekundäre Ischämie als Folge einer reversiblen Lähmung vitaler Funktionen führt schließlich zur irreversiblen Lähmung dieser Funktionen. Aus der reparablen Schädigung wird im Gefolge eines Circulus vitiosus innerhalb von Minuten eine irreparable.

Klinisch läuft ein solcher Vorgang unter *dem Bild des Kollapses ab*. Die unmittelbar vorangehenden Umstellungen des Kreislaufes und der Atmung können sehr eindrucksvoll sein, wenn die zum Tode führende Ursache im Gehirn selbst lokalisiert ist. So konnten wir für den zentralen Tod beim Hirntumor den Typ der *Kreislauf- und Atmungsaktivierung mit Hyperthermie*, den der *Kreislauf- und Atmungsdepression*, einen *Mischtyp* zwischen diesen beiden, bei dem die Aktivierung von der Depression durchbrochen wird, und schließlich den primären Typ der *Atemlähmung* herausstellen (GÄNSHIRT 1951 b). In der Ära der pharmakologischen Lähmung peripherer und zentraler autonomer Regulationen kommen diese differenzierten Reaktionstypen allerdings nicht mehr zur Beobachtung, das Bild ist eintöniger geworden und mündet undramatisch, ja unmerklich in die sekundäre Ischämie ein, die letzte gemeinsame Endstrecke aller Sauerstoffversorgungsstörungen des Gehirns, gleichgültig ob sie im Gehirn ihren Ursprung genommen haben oder nicht (M. SCHNEIDER 1953).

### 6. Die zeitliche Aufeinanderfolge der Sauerstoffmangelmechanismen am Gehirn beim Vorliegen einer Hirngeschwulst

Versucht man unter Berücksichtigung aller bisherigen Ausführungen eine Vorstellung über den Ablauf der Sauerstoffmangelmechanismen durch Hirngeschwülste und deren Folgen zu gewinnen, so wird man, fußend auf den grundlegenden Untersuchungen WARBURGS (1926), eine solche Darstellung mit den nicht hypoxischen Hypoxydosen beginnen müssen. Eine *Störung der inneren Zellatmung* dürfte bei metastatischen Geschwülsten des Gehirns außer Zweifel stehen, bei den Gliomen, vor allem den Glioblastomen, darf man sie als überwiegend wahrscheinlich ansehen. Denkt man an die biochemischen Befunde einer Entdifferenzierung der Atmung durch einen selektiven Prozeß im chronischen Sauerstoffmangel (BURK 1942, GOLDBLATT u. CAMERON 1953), so bereitet die Übertragung dieser Gedankengänge auf die Entstehung der Hirngeschwülste deshalb gewisse Schwierigkeiten, weil die auf Sauerstoffmangel empfindlichsten Elemente die Ganglienzellen sind. Die hochdifferenzierten Ganglienzellen des Gehirns bilden aber infolge ihres Unvermögens zur Zellteilung keine echten Geschwülste, die Hirngeschwülste im engeren Sinne, mit denen es der Kliniker zu tun hat, sind die Gliome. Die Annahme eines chronischen, über Jahre gehenden Sauerstoffmangels des Gehirns, der die Nervenzellen und die Glia schädigt, nur aus letzterer aber infolge ihrer Potenz zur Teilung schließlich Krebszellen werden läßt, ist klinisch schwer wahrscheinlich zu machen, weil entsprechende Vorbotensymptome fehlen, die, wenn irgendwo, im Gehirn wohl am ehesten faßbar sein müßten. Indessen sprechen diese Überlegungen keineswegs gegen die biochemisch erarbeiteten Befunde über das Wesen der Krebsentstehung, sie zeigen nur, daß ihre Anwendung auf die Hirngeschwülste derzeit gewisse gedankliche Schwierigkeiten bietet.

Der nächste Schritt in der Entstehung des Hirnödems kann einmal in einer *örtlichen Zirkulationsstörung* auf dem Boden einer lokalen venösen Stauung erfolgen, zum andern in einer toxischen, von der Gewebsseite her wirksam werdenden *Beeinträchtigung der Funktion der Bluthirnschranke.* Lokale Durchbrechung der Schranke und örtlicher *Staudruck* können zu einem Flüssigkeitseinstrom vom Blut ins Gewebe Anlaß geben. Sind die Vorgänge bis hierher wahrscheinlich überwiegend gewebstoxischer und hämodynamischer Natur, so tritt jetzt als neuer Faktor die Hypoxie in der Form der *Gewebsasphyxie durch Vergrößerung der Zylinderradien und Störung der gleichmäßigen Verteilung der Gewebsatmung in der Zylinderachse* hinzu. Wo eine toxische, von der Geschwulst ausgehende Atmungshemmung des Gewebes bereits bestanden hat, wird die neu hinzukommende Hypoxie die Atmungseinschränkung nur dann verstärken können, wenn sie eine weitergehende Atmungsabnahme erforderlich macht, als diese schon ohnehin auf dem Boden der Fermentschädigung gegeben war; denn hypoxische und nicht hypoxische Hypoxydosen verhalten sich nicht additiv. Da mit dem Flüssigkeitseinstrom durch Schrankenschädigung neben den anfänglich toxisch und staudruckgeschädigten Gebieten auch noch weitere, vorher nicht beeinflußte Regionen ödematös werden, muß in diesen eine Asphyxie ebenfalls Platz greifen. Hier wäre zudem daran zu denken, ob gewisse Ödeme infolge ihrer Zusammensetzung wieder histotoxisch wirken können. Der klinische Eindruck würde diesen Gedanken beim Glioblastom und bei Metastasen nahelegen, der oben erwähnte frühzeitige Abbau der Lipoide in niedere Fette und die oft ausgedehnten Gewebsnekrosen im Bereich solcher Geschwülste können eine solche Vermutung stützen. Der örtliche Druck des Ödems wird weiterhin zur Einengung oder zum Verschluß von Capillaren führen müssen und somit zunächst eine auf den Ödembezirk begrenzte ischämische Sauerstoffversorgungsstörung hervorrufen, die sich der asphytischen aufpfropft. Je nach der Lokalisation der Geschwulst wird nun entweder eine baldige Verlegung der Liquorwege oder eine Ausdehnung des Ödems eintreten und somit wird früher oder später ein *Mißverhältnis zwischen Schädelinnenraum und Schädelinhalt* manifest. Damit setzen die weiteren pathophysiologischen Mechanismen des *Hirndrucks* ein, die unter dem Aspekt der Sauerstoffversorgung eingehend abgehandelt wurden. In diesem Stadium treten die Patienten meist in die Klinik ein, weil sie sich, wenn eindrucksvolle Herderscheinungen zuvor nicht bestanden haben, erst dann krank fühlen, oder weil die Beschwerden bis zu diesem Zeitpunkt allgemeiner uncharakteristischer Art waren und nicht zu einer Diagnose führten. Kann das bis dahin fortgeschrittene Geschehen nicht oder nur vorübergehend angehalten oder rückgängig gemacht werden, so steht *am Ende die sekundäre Ischämie* des *Gehirns*, die über den Weg des Kreislaufzusammenbruchs in einer, gemessen an den zuvor abgehandelten Sauerstoffmangelmechanismen, unverhältnismäßig kurzen Zeit die irreversible Lähmung des Zentralorgans und damit den Tod im Gefolge hat.

## 7. Zusammenfassung zu VIII

Die Massenverschiebungen des Gehirns beim Ödem und das Vortreten von Hirnteilen in die Reserveräume beim Verschlußhydrocephalus bringen es mit sich, daß sowohl in den verlagerten Hirnteilen selbst wie in Hirnabschnitten, die den verlagerten Hirnteilen als Widerlager dienen, Durchblutungsstörungen auftreten, die zu einer ischämischen Hypoxydose Anlaß geben. Die Kompression allenfalls zwischengelagerter arterieller Gefäße führt zum gleichen Sauerstoffmangelmechanismus in entfernter liegenden Hirnabschnitten.

Am Übergang von der hinteren zur mittleren Schädelgrube kann ein Staudruck in den sehr störanfälligen, zarten, oral ziehenden Zweigen der Paramedianarterien des Mittelhirns auftreten, wenn bei supratentoriellem Schädelinnendruckanstieg durch Einklemmung eine Abdichtung des Tentoriumschlitzes die Fortpflanzung des supratentoriellen Schädelinnendruckes nach infratentoriell nicht mehr gestattet. Die fokal ischämisch geschädigten Gefäßwände der Arterien des Mittelhirns geben dann Anlaß zu den bekannten Rhexisblutungen und zu ischämischen Nekrosen.

Die in Glioblastomen vorkommenden Gefäßfisteln können funktionell im Sinne eines Kurzschlusses wirksam sein und durch Abströmen des Blutes über den Shunt eine ischämische Hypoxydose des die Geschwulst umgebenden nervösen Gewebes herbeiführen. Die gleiche Sauerstoffversorgungsstörung kann bei Meningeomen beobachtet werden, die Anschluß an Gefäße, die das Hirn versorgen, gefunden haben. Die ischämische Hypoxydose der Meningeomumgebung erklärt das in diesen Fällen ausgeprägte Gewebsödem und die Gewebsnekrosen.

Hypophysenadenome senken auf humoralem Wege den Blutdruck und verursachen eine Oligämie, die auch am Hirn nachweisbar ist, aber dank der Umstellungsreaktion des Gewebes mit Zunahme der Utilisation des Blutsauerstoffs in der Regel nicht zu einer oligämischen Hypoxydose des Gehirns zu führen vermag.

Der Nachweis einer histotoxischen Hypoxydose des nervösen Gewebes in der Umgebung von malignen Hirntumoren oder Hirnödemen ist nicht erbracht. Unsere Ergebnisse postulieren diese Form des Sauerstoffmangels nicht. Sie spielt aber vielleicht eine Rolle für die Entstehung des Hirnödems, besonders des symptomatischen Ödems bei Hirntumoren.

Unabhängig von der Art der Sauerstoffversorgungsstörung mündet jede Hypoxydose des Gehirns, die zu einer Lähmung vitaler Funktionen führt, in die sekundäre Ischämie, die sich nach Art eines Circulus vitiosus fortwährend verstärkt und vom Organismus selbst nicht mehr durchbrochen werden kann, auch wenn ein Erhaltungsumsatz der lebensnotwendigen zentralen Funktionen noch gewährleistet oder die Wiederbelebungszeit noch nicht abgelaufen ist.

## IX. Therapeutische Folgerungen

Es kann der Sinn dieser Ausführungen nicht sein, die Therapie bei der intrakraniellen Drucksteigerung im einzelnen abzuhandeln. Der Zweck eines Eingehens auf therapeutische Fragen ist vielmehr der einer kritischen Betrachtung der konventionellen Behandlungsmaßnahmen der Schädelinnendrucksteigerung unter dem Gesichtspunkt der gestörten Sauerstoffversorgung des Gehirns.

Die Ursache der intrakraniellen Drucksteigerung bilden in der überwiegenden Mehrzahl der Fälle die Geschwülste mit ihren Folgeerscheinungen, der Liquorstauung und dem Hirnödem. Es bedarf keiner Diskussion, daß dort, wo eine ursächliche Therapie möglich ist — zumeist eine operative, wie aus der Natur der Sache nicht anders zu erwarten —, diese in ihr Recht zu treten hat. Ist diese Möglichkeit nicht gegeben oder verbieten intensive Hirndruckerscheinungen vorübergehend ein operatives Vorgehen, so bleibt man an die konservativen Maßnahmen gebunden sowie an die Selbsthilfe, zu der der Organismus fähig ist.

Es mag verwundern, wenn wir die Überlegungen damit beginnen, die Möglichkeiten einer *Selbsthilfe des Organismus* gegen den ansteigenden intrakraniellen Druck und seine fatalen Auswirkungen ins Auge zu fassen. Indessen lehrten uns bereits die Vorgänge, die wir unter dem Begriff der Gegenregulationen oder der Umstellungsreaktionen im Hinblick auf die Sauerstoffversorgung bei der Schädelinnendrucksteigerung kennen lernten, diesen Faktor nicht zu unterschätzen; das Schicksal der Hirngeschwulstträger, denen ein operativer Eingriff keine oder nur vorübergehende Hilfe bringen kann, bewahrt uns davor, die Möglichkeiten und die Erfolge unserer therapeutischen Maßnahmen zu überschätzen.

Der Gedanke, daß den Hirndruckkräften nicht nur fatale Wirkungen innewohnen könnten, geht auf ANTON (1909) zurück. ANTON nahm an, daß die intrakranielle Drucksteigerung das Wachstum der Tumoren behindere. Wenn wir uns dieser Vorstellung heute auch nicht mehr bedingungslos anschließen möchten, so haben sich uns doch genügend Anhaltspunkte dafür ergeben, daß die Hirndruckkräfte die Sauerstoffversorgung des Gehirns nicht zwangsläufig nur in einer Richtung zu stören vermögen, sondern daß sich Ausgleichsmechanismen einstellen können. Eine andere Form der Selbsthilfe des Organismus, eine Selbstentwässerung, sah FOERSTER (1939) im Erbrechen bei Geschwülsten der hinteren Schädelgrube. Die raumfordernden infratentoriellen Prozesse beeinträchtigen die Sauerstoffversorgung des gesamten Gehirns über den Liquordruckanstieg und damit über eine Minderung der Hirndurchblutung. Eine Verringerung der Liquorproduktion durch Entwässerung muß daher auch eine Verbesserung der Sauerstoffversorgung des Gehirns zur Folge haben. Für eine Verringerung des Schädelinnendrucks durch Erbrechen könnte die Beobachtung McLEANS (1936) sprechen, wonach der Kopfschmerz zurückgeht nach erfolgtem Erbrechen. Die Selbstentwässerung durch Erbrechen kann die Sauerstoffversorgung aber nur solange im günstigen Sinne beeinflussen, als mit dem Wasserverlust nicht eine Bluteindickung einhergeht, die den Strömungswiderstand des Blutes erhöht und die Hirndurchblutung erneut vermindert.

Die Gedankengänge Antons rücken infolge einer besonderen Wechselwirkung der beiden wesentlichen $O_2$-Versorgungsstörungen, der ischämischen Hypoxydose bei der intrakraniellen Drucksteigerung und der asphyktischen beim Hirnödem, in ein neues Licht. Die Druckkräfte im Schädelinnern vermögen nach anatomischen Feststellungen Ödem bevorzugt aus der Hirnrinde auszupressen oder die Ödembildung von vornherein zu behindern. Da beide Hypoxydoseformen Untergruppen der venösen Hypoxie darstellen und sich demnach in ihren Wirkungen additiv verhalten müssen, kann der Liquordruck oder die *Druckkraft des Ödems die Ischämie zwar intensivieren*, durch gleichzeitige Auspressung des Ödems die *Gewebsasphyxie aber verringern*, so daß trotz steigendem Hirndruck die Versorgungsstörung und die Mangelwirkungen auf das gesamte Hirn gesehen nicht zunehmen. Der Faktor des ansteigenden intrakraniellen Druckes führt in diesem Stadium nur noch zu einer gegensinnigen Änderung in der Größe der Faktoren des Sauerstoffmangels, das Produkt der $O_2$-Versorgungsstörung bleibt dabei konstant. Es spricht nichts dagegen, daß dieser Vorgang nicht über einen längeren Zeitraum, etwa über Tage und Wochen, aufrecht erhalten werden könnte. Wenn in dieser Phase ein Transport stattfindet, eine banale Allgemeinerkrankung abläuft oder ein belangloses Schädeltrauma erfolgt, so ist es denkbar, daß dieses labile Gleichgewicht in der Sauerstoffversorgung durchbrochen wird und die schweren Erscheinungen im Gefolge dieser interkurrenten Belastungen weniger als „Hirndruckerscheinungen", sondern als *Sauerstoffmangelwirkung* aufzufassen wären. Ein Absinken des Blutdrucks in engen Grenzen vermag unter solchen Umständen den Sauerstoffmangel schon kritisch werden zu lassen, vielleicht schafft auch ein Abfall des Liquordrucks in diesem Stadium die Voraussetzung zum Einströmen von Ödem ins Gewebe an jenen Stellen, wo die Bluthirnschranke von der Gewebsseite her insuffizient geworden ist. Die Plötzlichkeit, mit der gerade ein Transport oder ein leichtes Schädeltrauma bei einem Hirntumorträger die schweren klinischen Erscheinungen auslösen können, spricht jedenfalls mehr für die Störung eines aus dem Gleichgewicht geratenen Kompensationsmechanismus als für das Auftreten eines ganz neuen Störfaktors.

Die konventionelle *medikamentöse Therapie* des Hirndrucks durch hochprozentige Traubenzucker- oder Kochsalzlösungen wirkt nicht, wie oft angenommen wird, senkend auf den intrakraniellen Druck, sondern steigernd auf die Hirndurchblutung, weil die Blutviskosität durch Hydrämie abnimmt und das Stromvolumen größer wird (Shenkin, Spitz, Grant u. Kety 1948). Die Annahme, hypertonische Lösungen vermöchten Ödem aus dem Gehirn abzuziehen und den Hirndruck zu senken, ist nach den Untersuchungen der genannten Autoren nicht mehr haltbar. Es ist deshalb auch nicht sinnvoll, die Hydrämie, die den günstigen Effekt dieser Behandlungsweise vermittelt, zu bekämpfen unter der überdies nicht einmal zutreffenden Vorstellung, die osmotischen Gradienten aufrecht erhalten zu müssen. Die Bluthirnschranke ist keine Membran und die Wasserbewegungen im Organismus beruhen nach neueren Untersuchungen nicht auf osmotischen Gradienten. Die Unrichtigkeit der konventionellen Vorstellungen über den Wirkungsmechanismus der Osmotherapie wird weiter unterstrichen durch die Empfehlungen, beim Hirnödem große hypotonische Flüssigkeitsmengen zuzuführen, wodurch flüssigkeitsarme, festkörperreiche Ödeme ausgeschwemmt werden könnten

(RIEBELING 1953). Solche therapeutischen Erfahrungen mit scheinbar konträr wirkenden Mitteln können von der Sauerstoffversorgung des Gehirns her eine Erklärung finden. Wird die Hydrämie nämlich so weit getrieben, daß der intrakranielle Druck ansteigt, so kann nach den früheren Ausführungen Ödem tatsächlich ausgepreßt werden, ohne daß hinsichtlich der Sauerstoffversorgung des Hirns dabei ungünstigere Verhältnisse eintreten müssen. Wenn dabei noch berücksichtigt wird, daß unter solchen Umständen gerade die Hirnrinde zum Nutznießer des sich verschiebenden Gleichgewichtes der Sauerstoffmangelmechanismen werden kann, dann wird die günstige Wirkung auch eines Flüssigkeitsstoßes verständlich.

In dem Bestreben, die Sauerstoffversorgung des Gehirns im Hirndruck zu verbessern, wird zunehmend von der *Sauerstoffzufuhr* über die Lungen, mancherorts auch von der Sauerstoffinsufflation in arterielle Gefäße Gebrauch gemacht. Dabei wird häufig nicht in Betracht gezogen, daß bei einem Sauerstoffgehalt der Luft von 21% das arterielle Blut praktisch zu 100% mit Sauerstoff gesättigt ist. Anders liegen die Verhältnisse, wenn die äußere Atmung durch Behinderung der Atemwege, durch interkurrente Erkrankungen der Lunge oder zusätzliche Parese der Atemmuskulatur beeinträchtigt ist und hierdurch eine völlige Aufsättigung des Blutes mit Sauerstoff nicht mehr stattfindet. Durch Sauerstoffgaben zum arteriellen Blut auf indirektem Wege über die Lungen (Steigerung des Sauerstoffpartialdruckes) oder auf direktem Wege, der gegenüber dem indirektem keine Vorteile, aber erhöhte Risiken bringt, ist ein Defizit in der Sauerstoffversorgung durch die Behinderung der äußeren Atmung zu beheben. Bei einer künstlichen Beatmung mittels Pumpe ist überdies zu beachten, daß eine Hyperventilation die Hirndurchblutung erheblich zu senken vermag. Ohne ständige Analyse der Blutgase, vor allem der Blutkohlensäure, ist der Gefahr des Hyperventilierens schwer zu begegnen. Hier hilft die Verwendung eines Sauerstoff-Kohlensäuregemisches mit 5% $CO_2$, wie es inzwischen wieder im „Carbogen" zur Verfügung steht. Nach allen früheren Ausführungen über die Bedeutung der Kohlensäure gerade für die Hirndurchblutung bedarf es in dieser Hinsicht keiner weiteren Ausführungen mehr.

Die Zufuhr von Sauerstoff über die Lungen verfolgt aber noch ein anderes Ziel, nämlich die *Anreicherung des physikalisch im Blut gelösten Gases* und damit die Steigerung des $O_2$-Druckes im Blut. Der arterielle $pO_2$, der bei Atmung von Luft mit dem $pO_2$ der Alveolarluft im Gleichgewicht steht und etwa 100 mmHg beträgt, muß größer werden, wenn der Partialdruck des Sauerstoffs in der Atmungsluft ansteigt. Theoretisch könnte es scheinen, als sei die Vermehrung des physikalisch im Blut gelösten Sauerstoffs, die bei Atmung des reinen Gases den arteriellen $pO_2$ von 100 mm Hg auf Atmosphärendruck und unter besonderen technischen Bedingungen auf das Mehrfache anwachsen lassen kann, die ideale Methode, um eine venöse Hypoxie therapeutisch zu beeinflussen. Entsprechende Erfahrungen wurden auch gemacht (RUF 1952), die Erfolge sind jedoch nicht so überzeugend, wie man auf Grund unserer gesamten Darstellung über die Sauerstoffversorgungsstörungen bei der Schädelinnendrucksteigerung und beim Hirnödem erwarten sollte. Die nur begrenzte und vorübergehende Wirkung dieser Therapie beruht aber darauf, daß der Sauerstoffdruck nicht über beliebig lange Zeit und in beliebiger Höhe im arteriellen Blut gesteigert werden kann, ohne daß der Sauerstoff toxische Wirkungen entfaltet (Literatur bei v. MURALT, 1954). Diese Wirkungen gleichen, so paradox es klingen mag, pathologisch anatomisch jenen des Sauerstoffmangels und kommen vermutlich über eine Schädigung des Alveolarepithels zustande, das den Gasaustausch in den Lungen beeinträchtigt. Bei einem $pO_2$ arteriell von etwa 3,5 Atm. kann der Sauerstoffbedarf der Gewebe zudem allein aus dem physikalisch gelösten $O_2$ gedeckt werden, das Oxyhämoglobin wird ausgeschaltet und tritt in den venösen Kreislauf über, was die $CO_2$-Bindung im venösen Blut erschwert und den gesamten Kohlensäuretransport hemmt. Daneben werden Störungen des oxydativen Stoffwechsels der Kohlenhydrate in der nervösen Substanz beschrieben. Die Wirkungen der Sauerstoffvergiftung sind im einzelnen jedoch noch längst nicht klargestellt und über den Wirkungsmechanismus ist noch kaum Sicheres bekannt. Praktisch kann ein arterieller $pO_2$ von 760 mmHg im Blut ohne Schädigung nur kurzfristig aufrecht erhalten werden, arterielle $O_2$-Drucke zwischen 100 und 500 mmHg sollen zwar gefahrlos ertragen werden können, ob sie aber den theoretisch zu fordernden Effekt beim Bestehen einer venösen Hypoxie haben müssen, kann bezweifelt werden, weil die Capillarpermeabilität und die biologische Oxydation wahrscheinlich an einen optimalen $O_2$-Druck gebunden ist. Der arterielle Sauerstoffdruck liegt aber bei allen venösen Hypoxien auf normaler Höhe, er ist nur gesenkt bei der arteriellen Hypoxie und für diese Hypoxieform ist die Sauerstoffzufuhr tatsächlich die therapeutische Methode der Wahl.

Schließlich wäre es für den Hirnchirurgen bei der Planung eines Eingriffes im Schädelinnern zur Beseitigung einer Hirngeschwulst nützlich, wenn er über die *Lage der Sauerstoffversorgung des Gehirns vor, während und nach einer Operation* im einzelnen unterrichtet wäre. Es würde zum Beispiel schon sehr viel bedeuten, wenn im Einzelfalle die kritische Schwelle der Sauerstoffversorgung und der Sauerstoffdruck des venösen Hirnblutes bekannt wären, weil damit über die Differenz dieser beiden Werte die Größe des Sicherheitsintervalles und damit die Belastbarkeit des Gehirns abschätzbar ist. Die Frage zu beantworten, inwieweit die Umstellungsreaktionen bereits beansprucht sind und in welcher Lage die Hirndruckkräfte in einem gegebenen Augenblick das Verhältnis der ischämischen zur asphyktischen Hypoxydose halten, wäre von Wichtigkeit, insbesondere hinsichtlich der Wahl der am besten geeigneten medikamentösen Unterstützung des operativen Handelns. Hier stehen wir indessen noch am Anfang einer Aufgabe. An Hand der hier vorgelegten Untersuchungen lassen sich die therapeutischen Einzelfragen formulieren und die Richtung des Weges bestimmen, der zu ihrer Beantwortung führen kann. Manche Routineuntersuchungen, wie die Serienangiographie und die Elektrencephalographie, geben bereits Aufschlüsse über die Sauerstoffversorgungslage des Gehirns. Erstere, weil sie ein ungefähres Maß der Kreislaufzeit vermittelt, letztere, weil der Grad der Allgemeinveränderungen mit der Form und der Intensität des Hirnsauerstoffmangels korreliert ist. Arterieller Blutdruck und jeweilige Bewußtseinslage sind immer bekannt. Die Technik gibt uns heute zusätzliche Methoden in die Hand, mit denen es ohne wesentlichen Aufwand möglich ist, die Sauerstoffsättigung des arteriellen Blutes, die arteriovenöse Sauerstoffdifferenz des Hirnblutes und den Sauerstoffdruck des venösen Hirnblutes zu ermitteln. Auch ohne die aufwendige, spezielle Einarbeitung erfordernde Hirndurchblutungsmessung ist es möglich, über die Sauerstoffversorgung und über die Art und Schwere ihrer Störung im Einzelfalle wichtige Aufschlüsse zu erhalten und die therapeutischen Maßnahmen diesen Gegebenheiten anzupassen.

# Zusammenfassung

Die Bearbeitung der Sauerstoffversorgungsstörungen bei der intrakraniellen Drucksteigerung stützt sich auf die physiologischen Grundlagen. Die Sauerstoffversorgung des Gehirns unter physiologischen Verhältnissen ist im einzelnen gut bekannt, die Durchblutungsgröße, der Sauerstoffverbrauch, der Sauerstoffdruck im venösen Hirnblut und die arteriovenöse Sauerstoffdifferenz sind der Messung zugänglich und die Versorgungsverhältnisse an und in der Zelle selbst können präzis definiert werden. Der Mechanismus zahlreicher Sauerstoffmangelformen ist weitgehend klargestellt und hinsichtlich seiner physiologischen und klinischen Wirkungen hinreichend untersucht.

Auf diesen Voraussetzungen aufbauend werden die kreislaufphysiologischen, die hydrodynamischen und pathologisch-anatomischen Gegebenheiten bei den verschiedenen Formen der Schädelinnendrucksteigerung analysiert und ihre klinischen Wirkungen besprochen. Die beiden genetischen Hauptformen der intrakraniellen Drucksteigerung verlangten eine getrennte Darstellung, da sie in ihrem Wesen verschieden sind. Weil sie sich aber andererseits häufig kombinieren, wurde im Laufe der Darstellung auch ein Eingehen auf die Gemeinsamkeiten unter dem Gesichtspunkt der Sauerstoffversorgung erforderlich, die schließlich ausmündete in eine Erörterung auch der Sauerstoffmangelmechanismen, die nicht an den Hirndruck gebunden sind, jedoch an die zum Hirndruck meist Anlaß gebenden Krankheitsprozesse.

Den Kern der Abhandlung bilden eigene Untersuchungen an 42 Patienten, denen 4 Fälle der Literatur angefügt wurden. Es konnte für die Schädelinnendrucksteigerung durch Liquordruckanstieg gezeigt werden, daß trotz Gegenregulation von seiten des Kreislaufs und des Gewebes über die Durchblutungsabnahme letztlich eine Sauerstoffversorgungsstörung des Gehirns resultiert, die die Kriterien einer venösen Hypoxie erfüllt. Der entscheidende Faktor in der Entstehung des Sauerstoffmangels bei der Liquordrucksteigerung ist die Abnahme des arteriovenösen Blutdruckgefälles im Schädelinnern. Als Sauerstoffmangelwirkungen, nämlich als ischämische Hypoxydose, werden die psychischen Störungen und die Veränderungen des Elektrencephalogramms bei Kranken mit Liquordrucksteigerung aufgefaßt. Die gute Rückbildungsfähigkeit dieser funktionellen Störungen sowie die der anatomischen Formveränderungen des Gehirns nach Beseitigung der Liquorstauung werden verständlich, weil irreversible Sauerstoffmangelschäden bei reiner venöser Hypoxie erst unterhalb des kritischen Sauerstoffdrucks zu erwarten sind und weil in der Regel über längere Zeit nur kleinere und funktionell weniger bedeutsame Hirnteile unterkritisch mit Sauerstoff versorgt sind. Zum Unterschied vom extracerebral verursachten Sauerstoffmangel wird eine Umstellungsreaktion der Gewebsseite bei der Liquordrucksteigerung vermißt, die kritische Schwelle der Sauerstoffversorgung wird deshalb in diesen Fällen bei abfallendem Sauerstoffdruck früher erreicht als bei extrakraniell verursachtem Sauerstoffmangel.

Auf der anderen Seite stellt das Hirnödem nicht nur pathologisch-anatomisch einen von der Liquordrucksteigerung völlig verschiedenen Vorgang dar, auch hinsichtlich der Sauerstoffversorgungsstörung führt es zu einem besonderen Mangelmechanismus. Dieser wird als geweblich bedingte, aber hypoxische Sauerstoffmangelform aufgefaßt und diese Auffassung wird an Hand eigener klinischer

Untersuchungen in 31 Fällen mit symptomatischem Hirnödem beim Hirntumor begründet. Der entscheidende Faktor in der Entstehung des Sauerstoffmangels beim Hirnödem ist die Vergrößerung der Gewebszylinderradien und die Störung der räumlich gleichmäßigen Verteilung der Gewebsatmung durch den Eintritt von Ödemflüssigkeit ins Gewebe, wodurch es zu einem erheblichen Sauerstoffdruckabfall zwischen Capillaren und atmenden Elementen der Zelle kommt. Die Bewußtseinsstörung und die Veränderungen der hirnelektrischen Spontanaktivität beim Hirnödem werden als Folgen dieser geweblich gebundenen, asphyktischen Hypoxydose angesehen. Für die Auffassung eines durch das Ödem zustande kommenden Sauerstoffmangels spricht einmal die stärkere und parallel der Durchblutungssenkung gehende Abnahme des Hirnsauerstoffverbrauchs bei Ödem gegenüber der Liquordrucksteigerung und die fehlende Beziehung zwischen Intensität der Atmungsabnahme des Gehirns und dem Grad des Hirndrucks. Während bei der reinen Liquordrucksteigerung der Sauerstoffmangel allein durchblutungsbedingt ist, kann das Ödem ohne intrakranielle Drucksteigerung zu einem Sauerstoffdruckabfall an der Zelle führen, der, soweit er zu berechnen ist, die Sauerstoffversorgung bereits kritisch werden läßt bei noch normaler Hirndurchblutung. Die Umstellungsreaktion der Gewebsseite fehlt beim Sauerstoffmangel durch Hirnödem, wodurch ein weiterer Faktor wirksam wird, der zu einem Anstieg der kritischen Schwelle führt. Tritt eine intrakranielle Drucksteigerung hinzu, so sinkt der Sauerstoffdruck an der Zelle weiter ab und damit auch die Hirnatmung, wenn der $O_2$-Druck kritisch war. Die schwereren klinischen Wirkungen und die meist irreversiblen Formveränderungen des Hirns beim Vorliegen eines Ödems erhalten dadurch eine plausible Unterlegung.

Bei der nicht seltenen Kombination liquorstauungsbedingter und ödembedingter Schädelinnendrucksteigerung verhalten sich die ischämische Hypoxydose bei Liquordrucksteigerung und die asphyktische beim Hirnödem additiv, da beide Formen hypoxische Hypoxydosen darstellen. Beim Zusammenwirken beider Ursachen der Schädelinnendrucksteigerung muß die Sauerstoffversorgungsstörung aber nicht linear an Intensität zunehmen, weil beim Anstieg des intrakraniellen Druckes, gleichgültig ob dieser infolge des sich ausbreitenden Ödems oder infolge interferierender Liquorstauung verursacht ist, das Ödem bevorzugt in der Hirnrinde wieder ausgepreßt werden kann. Damit braucht der Grad der hypoxischen Hypoxydose insgesamt nicht stärker zu werden, wenn beide Formen der Schädelinnendrucksteigerung sich kombinieren, sondern es kann lediglich eine Verschiebung von der asphyktischen, gewebsbedingten Form nach der ischämischen Form hin erfolgen.

Eine hypoxisch verursachte Funktionsstörung der Bluthirnschranke von der Blutseite her und von der Gewebsseite aus wird diskutiert. Dieser Schrankenstörung durch Sauerstoffmangel wird eine wesentliche Bedeutung für die Entstehung des Hirnödems beim Hirntumor zuerkannt.

Da das Hirn keine Kugel und die Schädelkapsel mit den unterteilenden Duraduplikaturen keine ideale Hohlkugel ist, sind Ausweichvorgänge des Gehirns beim Anstieg des intrakraniellen Druckes möglich. Diese können zur Entstehung örtlicher Ischämien führen, die sich gewissermaßen als Miniaturform der allgemeinen Sauerstoffversorgungsstörung des Gehirns aufpfropfen. Solche örtlich umschriebenen, ischämisch verursachten Sauerstoffversorgungsstörungen geben häufig zu dramatischen klinischen Wirkungen Anlaß, weil sie infolge ihrer topischen Gebundenheit lebensnotwendige Funktionen lähmen können. Neben den fokalen Ischämien in eingeklemmten Hirnteilen kann an der Grenze zwischen mittlerer und hinterer Schädelgrube bei alleinigem Druckanstieg oberhalb des Tentorium ein Staudruck in Arterien des Mittelhirns auftreten, die aus anatomischen Gründen besonders störanfällig sind. Der Staudruck verursacht Rhexisblutungen und damit zusätzliche fokale Ischämien.

Unabhängig von der Schädelinnendrucksteigerung, aber korreliert mit den Ursachen der Hirndrucksteigerung ist der Sauerstoffmangel des Hirngewebes in der Umgebung von Glioblastomen, in denen das Blut über arteriovenöse Gefäßfisteln wie über einen Kurzschluß abfließt, und bei Meningeomen, die Anschluß an das Hirngefäßsystem finden und damit die Blut- und Sauerstoffversorgung des ihnen benachbarten Hirngewebes beeinträchtigen. Hirngeschwülste, die den allgemeinen Blutdruck senken, wie dies Hypophysenadenome vermögen, führen zu einer Oligämie des Hirns, meist aber nicht zu einem manifesten Sauerstoffmangel des Hirngewebes.

Ein Sauerstoffmangel in lebensnotwendigen Hirngebieten, der die Funktion vitaler Elemente der Kreislaufregulation lahmlegt, löst eine sekundäre Ischämie aus, die ihrerseits eine Erholung auch reversibel gelähmter Funktionen unmöglich macht. Die letzte gemeinsame Endstrecke aller Hypoxydosen des Gehirns ist deshalb die ischämische Hypoxydose.

Unsere Untersuchungen zwingen nicht zu dem Schluß, daß die intrakranielle Drucksteigerung als solche auch Anlaß zu einer nicht hypoxischen Sauerstoffmangelform zu geben vermag. Andererseits schließen sie aber das Vorkommen einer histotoxischen Hypoxydose beim Hirnödem nicht aus. Gegenüber dem ischämisch und asphyktisch bedingten Sauerstoffmangel mit den Kriterien der Hypoxie dürften nicht hypoxische Mechanismen jedoch quantitativ zurücktreten.

Die Folgerungen, die aus der Analyse der Sauerstoffversorgungsstörungen des Gehirns bei der Liquordrucksteigerung und beim Hirnödem gezogen werden müssen, werden unter dem Gesichtspunkt einer kritischen Betrachtung der üblichen therapeutischen Maßnahmen zur Beeinflussung des Hirndruckes im Hinblick auf die Sauerstoffversorgung diskutiert.

## Literatur

ABY, F.: Observations on the blood capillaries in the cerebellar cortex of normal young and adult domestic cats. J. Comp. Neur. **9**, 26 (1899).

ADRIAN, E. D.: General principles of nervous activity. (Hughlings Jackson lecture.) Brain **70**, 1 (1947).

— and B. H. C. MATTHEWS: The Berger rhythm. Potential changes from the occipital lobes in man. Brain **57**, 356 (1934).

ALTMANN, H. W., u. H. SCHUBOTHE: Funktionelle und organische Schädigungen des Zentralnervensystems der Katze im Unterdruckexperiment. Beitr. path. Anat. **107**, 3 (1942).

ANTON: Selbstheilungsvorgänge bei Hirngeschwülsten. Berl. klin. Wschr. **1909**, 20.

APELT, F.: Weitere mikroskopische und physikalische Untersuchungen der Hirnsubstanz zur Frage nach der Ursache der Hirnschwellung. Dtsch. Z. Nervenheilk. **39**, 119 (1910).

AYKUT, R., u. H. WINTERSTEIN: Das Problem der anoxischen Erholung asphyktischer Organe, besonders des Nerven. Arch. int. pharmacodyn. **81**, 99 (1950a).

— — Anoxybiose des Froschnerven in sauerstoffreien Lösungen. Arch. int. pharmacodyn. **81**, 222 (1950b).

Bänder, A., u. M. Kiese: Die Bedeutung der Wirkung des Kohlenoxyds auf die Zellatmung für die Kohlenoxydvergiftung. Klin. Wschr. **1955**, 152.

Bakay, L.: Studies on the blood-brain barrier with radioactive phosphorus. Arch. of Neur. **66,** 419 (1951).

— Studies on blood-brain barrier with radioactive phosphorus. V. Effect of cerebral injuries and infarction on the barrier. Arch. of Neur. **73,** 2 (1955).

Bannwarth, A.: Zur Pathologie des Hirntumors. I. Mitteilung. Diagnostische Irrtümer unter besonderer Berücksichtigung der Klinik des Schläfenlappen- und Kleinhirnbrückenwinkeltumors. Arch. Psychiatr. **103,** 471 (1935).

Barcroft, J.: Die Atmungsfunktion des Blutes. Berlin: Springer 1927.

Barker, A. S., E. Shorr and M. Malam: Studies on Pasteur reaction: effect of iodoacetic acid on carbohydrate metabolism of isolated mammalian tissues. J. of Biol. Chem. **129,** 33 (1939).

Bartels, H., u. D. Laué: Die praktische Durchführung der potentiometrischen Messung des Sauerstoffdruckes im Vollblut. Pflügers Arch. **254,** 126 (1951).

-- W. Burger, W. Eschweiler u. D. Laué: Das „Haemoxytensiometer“. Ein Apparat zur routinemäßigen Bestimmung des Sauerstoffdruckes im Vollblut. Pflügers Arch. **254,** 137 (1951).

Basset, R. C., J. S. Rogers, G. R. Cherry u. C. Gruzhit: The effect of contrast media on the blood-brain-barrier. J. of Neurosurg. **10,** 38 (1953).

Becker, H., u. J. Gerlach: Die Bedeutung der Permeabilitätsstörung für die Entstehung der Hirnvolumenvermehrung. Z. exper. Med. **120,** 51 (1952).

-- u. G. Quadbeck: Neue Untersuchungen über die Blut-Hirn- bzw. Liquorschranke und über den Hirnstoffwechsel mit Reduktionsindicatoren. Sitzungsber. Dtsch. Neuropathol. 1950. Zbl. Neur. **112,** 139 (1951).

— — Untersuchungen über Funktionsstörungen der Blut-Hirnschranke bei Sauerstoffmangel und Kohlenoxydvergiftung mit dem neuen Schrankenindicator Astralviolett FF. Z. Naturforsch. **76,** 498 (1952).

- R.: Über die Sauerstoffdiffusion im lebenden Gewebe. Zit. n. E. Opitz u. M. Schneider 1950.

— V.: Geweblich gebundener Sauerstoffmangel. (Histotoxisch bedingte Hypoxydose.) Klin. Wschr. **1954,** 577.

Berg, G.: Das Verhalten der Blutgehirnschranke im anaphylaktischen Schock. Z. exper. Med. **118,** 123 (1951).

Berger, H.: Über das Elektrencephalogramm des Menschen I. Arch. Psychiatr. **87,** 527 (1929).

— Über das Elektrencephalogramm des Menschen III. Arch. Psychiatr. **94,** 16 (1931).

Bernsmeier, A., u. K. Siemons: Gesamtkreislauf und Hirndurchblutungsgrößen bei intrakraniellen Aneurysmen. Tagg. Dtsch. Ges. f. Neurologie u. Dtsch. Ges. f. Neurochirurgie, Hamburg. Zbl. Neur. **122,** 20 (1953).

— — Gesamtkreislauf und Hirndurchblutung bei intrakraniellen Angiomen und Aneurysmen. Dtsch. Z. Nervenheilk. **169,** 421 (1953a).

— — Hirndruck und Hirndurchblutung. Klin. Wschr. **1953** b, 166.

— — Die Messung der Hirndurchblutung mit der Stickoxydulmethode. Pflügers Arch. **258,** 149 (1953 c).

Bert, P.: Physiologie de la réspiration. Paris 1870.

Bing, R. J.: The measurement of coronary blood flow, oxygen consumption and efficiency of the left ventricle in man. Amer. Heart J. **38,** 1 (1949).

Blasius, W.: Das gesetzmäßige Verhalten der Funktions- und Erholungsfähigkeit der Vorderhornganglienzelle bei zeitlich abgestufter Aortenabklemmung. Z. Biol. **103,** 209 (1950).

— Diskussionsbemerkung zum Referat M. Schneider: Durchblutung und Sauerstoffversorgung des Gehirns. Verh. Dtsch. Ges. Kreislaufforsch. 1953.

Bodechtel, G., u. G. Döring: Cerebrale Zirkulationsstörungen bei Hirngeschwülsten. Z. Neur. **161,** 166 (1938).

Boyle, R.: The philosophical works of Boyle. London 1725.

Brekke, B., and M. Dixon: Measurement of tissue glycolysis in serum. Biochem. J. **31,** 2000 (1937).

BREMER, F.: Considérations sur l'origine et la nature des „ondes" cérébrales. EEG Clin. Neurophysiol. **1,** 177 (1949).

BROBEIL, A., O. HÄRTER, E. HERMANN u. K. KRAMER: Vergleichende Untersuchungen über das Arteriogramm der Hirngefäße und der Gehirndurchblutung beim Menschen nach KETY und SCHMIDT. Klin. Wschr. **1954,** 1030.

BROWN-SÉQUARD, C. E.: Recherches expérimentales sur les propriétés physiologiques et les usages du sang rouge et du sang noir. J. de Physiol. **1,** 119, 364 (1858).

BUMM, E., H. APPEL u. K. FEHRENBACH: Über die Beziehung zwischen Atmung und Glykolyse in tierischen Geweben. Hoppe-Seylers Z. **223,** 207 (1934).

BURK, D.: The free energy of glykogen-lactic acid breakdown. Proc. Roy Soc. (Lond.) **104,** 153 (1929).

— On specificity of glycolysis in malignant liver tumors as compared with homologous adult or growing liver tissues. Symposion on Respiratory Enzymes. Univ. Wisconsin Press, Wisconsin 1942.

BURKHARDT, L.: Messungen der Substanzdichte am menschlichen Gehirn mittels des spezifischen Gewichtes. Ein Beitrag zur Diagnostik der Hirnschwellung. Virchows Arch. **314,** 260 (1947).

CHESLER, A., and H. E. HIMWICH: Comparative studies of rates of oxydation and glycolysis in cerebral cortex and brain stem of rat. Amer. J. Physiol. **141,** 513 (1944).

COCHRAN, W. G., and G. M. COX: Experimental design. Zit. n. G. W. SNEDECOR,: Statistical Methods. 4. Ed. Ames, Iowa: The Iowa State College Press 1950.

COURTICE, F. C.: The effect of raised intracranial pressure on the cerebral blood-flow. J. of Neur. (Lond.) **3,** 293 (1940).

CRAIG, F. N., and H. K. BEECHER: Effect of oxygen tension on metabolism of cerebral cortex, medulla and spinal cord. J. of Neurophysiol. **6,** 135 (1943).

CRAIGIE, E. H.: The comparative anatomy and embryology of the capillary bed in the central nervous system. Proc. Assoc. Res. nerv. a. ment. Dis. (Am.) **18,** 3 (1938).

CUSHING, H.: Concerning a definite regulatory mechanism of the vasomotor center which controls blood pressure during cerebral compression. Bull. Johns Hopkins Hosp. **12,** 290 (1901).

— Some experimental and clinical observations concerning states of increased intracranial tension. Amer. J. Med. **124,** 375 (1902).

— Strangulation of the nervi abducentes by lateral branches of the basilar Artery in cases of brain tumour. Brain **33,** 204 (1911).

DICKENS, F., and G. D. GREVILLE: The metabolism of normal and tumour tissues. X. The effects of lactate, pyruvate and deprivation of substrate. Biochem. J. **27,** 1134 (1933).

DILL, D. B., H. T. EDWARDS and W. V. CONSOLAZIO: Blood as a physicochemical system. XI. Man at rest. J. of Biol. Chem. **118,** 635 (1937).

— and W. H. FORBES: Respiratory and metabolic effects of hypothermia. Amer. J. Physiol. **132,** 685 (1941).

— D. W., A. GRAYBIEL, A. HURTADO u. A. C. TAQUINI: Der Gasaustausch in den Lungen im Alter. Z. Altersforsch. **2,** 20 (1939).

DIXON, M.: Measurement of tissue glycolysis in serum. Biochem. J. **31,** 924 (1937).

— T. F., and A. MEYER: Respiration of brain. Biochem. J. **30,** 1577 (1936).

DUNNING, H. S., and H. G. WOLFF: The relative vascularity of various parts of the central and peripheral nervous system of the cat and its relation to function. J. Comp. Neur. **67,** 433 (1937).

ECKENHOFF, J. E.: Measurement of coronary blood flow in dogs with nitrous oxide method. Amer. J. Physiol. **152,** 340 (1948).

— J. H. HAFKENSCHIEL and C. M. LANDMESSER: The coronary circulation in the dog. Amer. J. Physiol. **148,** 582 (1947).

EICH, J., u. K. WIEMERS: Über die Permeabilität der Bluthirnschranke gegenüber Trypanblau, speziell im akuten Sauerstoffmangel. Dtsch. Z. Nervenheilk. **164,** 537 (1950).

ELLIOTT, K. A. C., and M. HENRY: Metabolism of brain suspension. IV. Respiration at low oxygen tension. J. Biol. Chem. **163,** 351 (1946).

ESPAGNO, J.: Le débit sanguin cérébral. Etude par la technique d'imprégnation au protoxyde d'azote. Toulouse: Imprimerie régionale 1952.

FAZEKAS, J. R., F. A. D. ALEXANDER and H. E. HIMWICH: Tolerance of newborn to anoxia. Amer. J. Physiol. **134**, 281 (1941).

FERRIS, E. B., jr.: Objective measurement of relative intracranial blood-flow in man. Arch. Neur. Psychiatr. **46**, 377 (1941).

FIELD, E. J., J. GRAYSON and A. F. ROGERS: Observations on blood flow in spinal cord of rabbit. J. Physiol. **114**, 56 (1951).

FINKELNBURG, R.: Zit. n. APELT (1910).

FISHER, R. A.: Statistical Methods for Research Workers. 11. Ed. London: Oliver and Boyd 1950.

FOERSTER, O., u. H. ALTENBURGER: Elektrobiologische Vorgänge an der menschlichen Hirnrinde. Dtsch. Z. Nervenheilk. **135**, 277 (1935).

FOERSTER, O., O. GAGEL u. W. MAHONEY: Die encephalen Tumoren des verlängerten Markes, der Brücke und des Mittelhirns. Arch. Psychiatr. **110**, 1 (1939).

FOX, J. C., jr.: Restoration of cerebral function after prolonged cardiac arrest. J. Neurosurg. **5**, 561 (1949).

FROWEIN, R. A., H. HIRSCH, D. KAYSER u. W. KRENKEL: Sauerstoffverbrauch, Durchblutung und Vulnerabilität des Warmblütergehirns unter Megaphen (Chloropromazin). Arch. exper. Path. u. Pharmakol. **226**, 62 (1955).

FULTON, J. F.: A textbook of Physiology. LIVINGSTON, R. B.: S. 961, The blood-brain barrier. Philadelphia u. London: W. B. Saunders Co. 1955.

GÄDEKE, R.: Weitere experimentelle Untersuchungen über die Hirngefäßpermeabilität nach ACTH-Gabe sowie deren Beeinflussung durch gefäßabdichtende und blutdrucksenkende Substanzen. (Ein Modellversuch zur Therapie des Gehirnödems und der „serösen Encephalitis".) Z. Kinderheilk. **75**, 512 (1954).

GÄNSHIRT, H.: Bau und Funktion menschlicher Nabelschnurarterien. Inaug.-Diss. Heidelberg 1944.

–– Bau und Funktion menschlicher Nabelschnurarterien. Morph. Jb. **90**, 59 (1949).

— Neue Untersuchungen zur Struktur und Funktion der Hirngefäße. Zbl. Neur. **112**, 156 (1951a).

— Über den zentralen Tod beim Hirntumor. Dtsch. Z. Nervenheilk. **166**, 247 (1951b).

— Diskussionsbemerkung zum Vortrag BERNSMEIER u. SIEMONS. Verh. Dtsch. Ges. Neurol. Psychiatr. 1952.

— Hirndurchblutungsmessungen beim Tumor cerebri. Verh. Dtsch. Ges. Kreislaufforsch. **19**, 218 (1953).

— u. H. BRILMAYER: Über den Einfluß des Präparates Megaphen (Largactil) auf den Sauerstoffverbrauch von Hirnschnitten und Hirnhomogenaten. Arch. int. pharmacodyn. **98**, 467 (1954).

— L. DRANSFELD u. W. ZYLKA: Das Hirnpotentialbild und der Erholungsrückstand am Warmblütergehirn nach kompletter Ischämie. Arch. Psychiatr. Z. Neur. **189**, 109 (1952).

— H. HIRSCH, W. KRENKEL, M. SCHNEIDER u. W. ZYLKA: Über den Einfluß der Temperatursenkung auf die Erholungsfähigkeit des Warmblütergehirns. Arch. exper. Path. Pharmakol. **222**, 431 (1954).

— W. KRENKEL u. W. ZYLKA: Nicht publiziert (1952).

— — — The electrocorticogram of the cat's brain at temperatures between 40°C and 20°C. EEG Clin. Neurophysiol. **6**, 409 (1954).

— u. W. SCHIEFER: Zur Kreislaufpathologie des arteriovenösen Hirnangioms und des multiformen Glioblastoms. Dsch. Z. Nervenheilk. **172**, 58 (1954).

— u. G. SEVERIN: Zit. in E. OPITZ u. M. SCHNEIDER 1950.

— — u. W. ZYLKA: Der Einfluß von Sauerstoff, Kohlensäure und Glukose auf die Schnappatmung der Ratte. Pflügers Arch. **255**, 283 (1952a).

— — — Die Erholungslatenz des Warmblütergehirns nach kompletter Ischämie. Pflügers Arch. **256**, 219 (1952b).

— u. W. TÖNNIS: Durchblutung und Sauerstoffverbrauch des Hirns bei intrakraniellen Tumoren. Dtsch. Z. Nervenheilk. **174**, 305 (1956).

— u. W. ZYLKA: Die Erholungszeit am Warmblütergehirn nach kompletter Ischämie. Arch. Psychiatr. Z. Neur. **189**, 23 (1952a).

— — Überlebenszeit, Erholungslatenz und Elektrocorticogramm des Warmblütergehirns in ihrer Abhängigkeit vom Blutdruck. Pflügers Arch. **256**, 181 (1952b).

GEIGER, A., J. MAGNES, D. SAMRA and A. ZLOTNIK: The isolation of the cerebral circulation and the perfusion of the brain in the living cat. Amer. J. Physiol. **149**, 517 (1947).

— — R. M. TAYLOR and H. WAELSCH: Utilisation of fructose by the perfused brain of the living cat. Fed. Proc. **8**, 54 (1949).

GELLHORN, E., and S. H. KRAINES: Word associations as affected by deficient oxygen, excess of carbon dioxide and hyperpnea. Arch. of Neur. **38**, 491 (1937).

GERARD, R. W.: Studies on nerve metabolism. II. Respiration in oxygen and nitrogen. Amer. J. Physiol. **82**, 381 (1927).

— Anoxia and neural metabolism. Arch. of Neur. **40**, 985 (1938).

GERLACH, J.: Der heutige Stand der Lehre von der Reichardtschen Hirnschwellung. Nervenarzt **22**, 212 (1951).

GIBBS, F. A.: Thermoelectric blood flow recorder in form of needle. Proc. Soc. Exper. Biol. a. Med. **31**, 141 (1933).

— E. L., W. G. LENNOX and F. A. GIBBS: Bilateral internal jugular blood: comparison of A-V differences, oxygen-dextrose ration and respiratory quotients. Amer. J. Psychiatry **102**, 184 (1945).

— — C. F. NIMS and F. A. GIBBS: Arterial and cerebral venous blood; arterialvenous differences in man. J. Biol. Chem. **144**, 325 (1942).

— F. A., H. MAXWELL, E. L. GIBBS and R. HURWITZ: Volume flow of blood through the human brain. Arch. of Neur. **57**, 137 (1947).

GLASS, H. B., F. F. SNYDER and E. WEBSTER: Rate of decline in resistance to anoxia of rabbits, dogs and guinea pigs from onset of niability to adult life. Amer. J. Physiol. **140**, 609 (1944).

GOERTTLER, K.: Die Konstruktion der Wand des menschlichen Samenleiters und ihre funktionelle Bedeutung. (Als Beispiel eines eigenartigen, unbekannten Förderungsmechanismus des Inhalts in einem glattmuskeligen Rohr.) Morph. Jb. **74**, 550 (1934).

— Die funktionelle Bedeutung des Baues der Gefäßwand. Dtsch. Z. Nervenheilk. **170**, 433 (1953).

GOLDBLATT, H., and G. CAMERON: Induced malignancy in cells from rat myocardium subjected to intermittent anaerobiosis during long propagation in vitro. J. of Exper. Med. **97**, 525 (1953).

GOLLWITZER-MEIER, K.: Über die Nachdauer der Atmungsveränderungen des Sauerstoffmangels. Pflügers Arch. **249**, 17 (1947).

GREENFIELD, J. G.: The histology of cerebral oedema associated with intracranial tumours. Brain **62**, 2 (1939).

GRENELL, R. G.: Central nervous system resistance. IV. Age and resistance to temporary arrest of the cerebral circulation. J. Comp. Neur. **99**, 117 (1953).

GRÜNTHAL, E.: Über zwei zu unterscheidende Formen von amöboider Glia und ihre Abhängigkeit von verschiedenen Hirnzuständen. Arch. Psychiatr. **105**, 40 (1936).

HÄUSSLER, G.: Hirndruck — Hirnödem — Hirnschwellung. Zbl. Neurochir. **2**, 247 u. 328 (1937).

HAHN, A., H. NIEMER u. W. GASSELING: Über die Hemmung der Milchsäurebildung durch Sauerstoff. Z. Biol. **99**, 614 (1939).

HALDANE, J. S.: Respiration. New Haven: Yale 1927.

HARPUR, R. P., u. J. H. QUASTEL: Phosphorylation of d-glucosamine by brain extracts. Nature (Lond.) **164**, 693 (1949).

HARREVELD, A. VAN: The effect of asphyxia on reflex inhibition. Amer. J. Physiol. **128**, 13 (1939).

HASENJÄGER Th., u. H. SPATZ: Über örtliche Veränderungen der Konfiguration des Gehirns beim Hirndruck. Arch. Psychiatr. **107**, 193 (1937).

HENNEBERG, R.: Zit. n. APELT (1910).

HEYDE: Zit. n. REICHARDT (1957).

HEYMANS, C.: Survival and revival of nervous tissues after arrest of circulation. Physiol. Rev. **30**, 375 (1950).

— u. J. J. BOUCKAERT: Sur la survie et la réanimation des centres nerveux. C. r. Soc. Biol. (Paris), **119**, 324 (1935).

HIMWICH, W. A., E. HOMBURGER, R. MARESKA and H. E. HIMWICH: Brain metabolism in man. Unanesthetized and in pentothal narcosis. Amer. J. Psychiatry **103**, 689 (1947).

HOMBURGER, E., W. A. HIMWICH, B. ETSTEN, G. YORK and R. MARESKA: Effects of pentothal anesthesia on canine cerebral cortex. Amer. J. Physiol 147, 343 (1946).

HUERKAMP, B., u. E. OPITZ: Über die Vascularisierung des Augenhintergrundes höhenangepaßter Kaninchen. Pflügers Arch. 252, 129 (1950).

HURST, E. W., u. O. L. DAVIES: Studies on the blood-brain barrier. II. Attempts to influence the passage of substance into the brain. Brit. J. Pharmacol. 5, 147 (1950).

JABUREK, L.: Hirnödem und Hirnschwellung bei Hirngeschwülsten. Arch. Psychiatr. 104, 518 (1936a).

— Über das Gewebslückensystem des Großhirns und seine Bedeutung für die Ausbreitung verschiedener pathologischer Prozesse (Ödeme, Blutungen, Abszesse, Geschwülste und Entmarkungskrankheiten). Arch. Psychiatr. 105, 121 (1936b).

JACOB, H.: Zur histopathologischen Diagnose des akuten und chronischen rezidivierenden Hirnödems. Arch. Psychiatr. Z. Neur. 179, 158 (1947).

JOST, H.: Über das Ineinandergreifen von Glykolyse und Oxydation bei der Zuckerverbrennung in der Zelle. Z. physiol. Chem. 269, 8 (1941).

JOURDAN, F., u. S. J. G. NOWAK: Recherches sur la résistence des centres encéphalo-bulbaires à l'anémie. C. r. Soc. Biol. (Paris) 117, 470 (1934).

— S. G. J. NOWACK and S. FARBER: Survival and revival of nerve centers following acute anemia. Arch. of Neur. 38, 304 (1937).

JUNG, R.: Hirnelektrische Untersuchung über den Elektrokrampf: Die Erregungsabläufe in corticalen und subcorticalen Hirnregionen bei Katze und Hund. Arch. Psychiatr. Z. Neur. 183, 206 (1949).

— Allgemeine Neurophysiologie. „Die Tätigkeit des Nervensystems." In Handbuch d. Inn. Med. IV. Aufl. Bd. V, Teil 1, S. 16: „Der Entladungsmechanismus der Nervenzelle." Berlin, Göttingen, Heidelberg: Springer 1953.

KABAT, J., u. C. DENNIS: Resistance of young dogs to acute arrest of cephalic circulation. Proc. Soc. Exper. Biol. a. Med. 42, 534 (1939).

KERR, ST. E., and M. GANTHUS: The carbohydrate metabolism of brain. II. The effect of varying the carbohydrate and insulin supply on the glycogen, free sugar and lactic acid in mammalian brain. J. of Biol. Chem. 116, 9 (1936).

— — The carbohydrate metabolism of brain. III. On the origin of lactic acid. J. of Biol. Chem. 117, 217 (1937).

KETY, S. S., M. H. HARMEL, H. T. BROOMELL and C. B. RHODE: The solubility of nitrous oxide in blood and brain. J. of Biol. Chem. 173, 487 (1948).

— F. D. LUKENS, R. B. WOODFORD, M. H. HARMEL, F. A. FRAGHAN and C. F. SCHMIDT: The effects of insulin hypoglycaemia and coma on human cerebral metabolism and blood flow. Fed. Proc. 7, 64 (1948).

— R. MANGOLD, L. SOKOLOFF, E. H. CONNOR, J. I. KLEINMANN and P. O. THERMAN: The effect of sleep and lack of sleep on the cerebral circulation and metabolism of normal young men. J. Clin. Invest. 34, 1092 (1955).

— and C. F. SCHMIDT: The determination of cerebral blood flow in man by the use of nitrous oxyde in low concentrations. Amer. J. Physiol. 143, 53 (1945).

— — The effects of active and passive hyperventilation on cerebral blood flow, cerebral oxygen consumption, cardiac output and blood pressure of normal young men. J. Clin. Invest 25, 107 (1946).

— — The nitrous oxide method for the quantitative determination of cerebral blood flow in man. Theory, procedure and normal values. J. Clin. Invest. 27, 476 (1948a).

— — The effects of altered arterial tensions of carbon dioxide and oxygen on cerebral blood flow and cerebral oxygen consumption of normal young men. J. Clin. Invest. 27, 484 (1948b).

— H. A. SHENKIN and C. F. SCHMIDT: The effects of increased intracranial pressure on cerebral circulatory functions in man. J. Clin. Invest. 27, 493 (1948).

KROGH, A.: The rate of diffusion of gases through animal tissues, with some remark on the coefficient of invasion. J. Physiol. 52, 391 (1919a).

— The number and distribution of capillaries in muscles with calculations of the oxygen pressure head necessary for supplying the tissue. J. Physiol. 52, 409 (1919b).

— Anatomie und Physiologie der Capillaren. Berlin: Springer 1924 und 1929.

KUTSCHER, W., u. W. SARREITHER: Über die Pasteursche Reaktion im Warmblütermuskelbrei. Z. physiol. Chem. **265**, 152 (1940).

LASER, H.: Tissue metabolism under the influence of carbon monoxide. Biochem. J. **31**, 1677 (1937).

LASSEN, N. A., and O. MUNCK: The cerebral blood flow in man determined by the use of radioactive Krypton. Acta physiol. scand (Stockh.) **33**, 30 (1955).

LENNERSTRAND, A.: Über die Kopplung der Atmung und der Phosphorylierung der Adenylsäure im Hämolysat der roten Pferdeblutkörperchen. Naturwissenschaften **1937**, 347.

LENNOX, W. G., F. A. GIBBS and E. L. GIBBS: The relationship in man of cerebral activity to blood flow and to blood constituents. J. of Neur. (London) **1**, 210 (1938).

LINDBERG, O., and L. ERNSTER: Turnover of radioactive phosphate injected into subarachnoid space of brain of rat. Biochem. J. **46**, 43 (1950).

LIPMANN, F.: Metabolic generation and utilization of phosphate bond energy. Adv. Enzymol. **1**, 99 (1941).

LOEBEL, R. O.: Beiträge zur Atmung und Glykolyse tierischer Gewebe. Biochem. Z. **161**, 219 (1925).

LUDWIGS, N.: Über eine Modifikation der Methode nach GIBBS zur lokalisierten Durchblutungsmessung des Hirngewebes und die Gültigkeit der damit erhobenen Befunde. Pflügers Arch. **259**, 35 (1954).

— u. K. WIEMERS: Zur Hämodynamik der Hirndurchblutung bei Liquordrucksteigerung. Z. Kreislaufforsch. **19**, 96 (1953).

LUFT, U. C., u. E. OPITZ: Zit. n. OPITZ u. SCHNEIDER 1950.

MACFARLANE, M. G., and H. WEIL-MALHERBE: Changes in phosphate distribution during anaerobic glykolysis in brain slices. Biochem. J. **35**, 1 (1941).

MASSHOFF, A., W. GRANER u. H. HELLMANN: Experimentelle Untersuchungen über Transsudat und Exsudat. Virchows Arch. **317**, 114 (1949).

MAYRHOFER, O.: Zur Frage des postoperativen Hirnödems. Wien. med. Wschr. **1952**, 224.

MCFARLAND, R. A.: Psycho-physiological effects of reduced oxygen pressure. Res. Publ. Assoc. nerv. ment. Dis. **19**, 112 (1939).

MCILWAIN, H.: Metabolic response in vitro on electrical stimulation of sections of mammalian brain. Biochem. J. **49**, 382 (1951)

MCLEAN, A. J.: „Intracranial tumors". In Handbuch der Neurologie, herausg. v. O. BUMKE u. O. FOERSTER, Bd. XIV, S. 186. Berlin: Springer 1936.

MERCKER, H., u. E. OPITZ: Die Gefäße der Pia mater höhenangepaßter Kaninchen. Pflügers Arch. **251**, 117 (1949).

— u. M. SCHNEIDER: Über Capillarveränderungen des Gehirns bei Höhenanpassung. Pflügers Arch. **251**, 49 (1949).

MEYERHOF, O.: Die chemischen Vorgänge im Muskel und ihr Zusammenhang mit Arbeitsleistung und Wärmebildung. Monogr. a. d. Gesamtgeb. d. Physiol. d. Pflanzen u. d. Tiere. Berlin: Springer 1930.

MILLETTI, M.: Die Differentialdiagnose der Hirngeschwülste durch die Arteriographie. Acta neurochir. (Wien). Suppl. I. Wien: Springer 1950.

MONIZ, E.: Cerebral angiographiy with thorotrast. Arch. of Neur. **29**, 1318 (1933).

MURALT, A. v.: Krankheiten durch verminderten Luftdruck und Sauerstoffmangel. Kap. IV: Erhöhter Sauerstoffpartialdruck als Krankheitsursache. In: Hdbch. d. Inn. Med. 4. Aufl. Bd. VI/2. Berlin, Göttingen, Heidelberg: Springer 1954.

MYERSON, A., R. D. HALLORAN and H. L. HIRSCH: Technique for obtaining blood from the internal jugular vein and carotid artery. Arch. of Neur. **17**, 807 (1927).

NIESSING, K.: Über den histologischen Aufbau der Bluthirnschranke. Dtsch. Z. Nervenheilk. **168**, 485 (1952).

NIMS, L. F., E. L. GIBBS and W. G. LENNOX: Arterial and venous blood changes produced by altering arterial carbon dioxide. J. of Biol. Chem. **145**, 189 (1942).

NOELL, W.: Über Durchblutung und Sauerstoffversorgung des Gehirns. V. Einfluß der Blutdrucksenkung. Pflügers Arch. **247**, 528 (1944a).

— Über die Durchblutung und Sauerstoffversorgung des Gehirns. VI. Einfluß der Hypoxämie und Anämie. Pflügers Arch. **247**, 553 (1944b).

— Überlebens- und Wiederbelebungszeiten des Gehirns bei Anoxie. Arch. Psychiatr. Z. Neur. **180**, 687 (1948).

NOELL, W., u. A. E. KORNMÜLLER: Zur Sauerstoffmangelwirkung auf die Hirnrinde. Pflügers Arch. **247**, 685 (1944).
— u. M. SCHNEIDER: Über die Durchblutung und die Sauerstoffversorgung des Gehirns im akuten Sauerstoffmangel. I. Die Gehirndurchblutung. Pflügers Arch. **246**, 181 (1942a).
— — Über die Durchblutung und die Sauerstoffversorgung des Gehirns im akuten Sauerstoffmangel. III. Die arteriovenöse Sauerstoff- und Kohlensäuredifferenz. Pflügers Arch. **246**, 207 (1942b).
— — Über die Durchblutung und die Sauerstoffversorgung des Gehirns im akuten Sauerstoffmangel. IV. Die Rolle der Kohlensäure. Pflügers Arch. **247**, 514 (1944).
— — Zur Hämodynamik der Gehirndurchblutung bei Liquordrucksteigerung. Arch. Psychiatr.
— — Zur Hämodynamik der Gehirndurchblutung bei Liquordrucksteigerung. Arch. Psychiatr. Z. Neur. **180**, 713 (1948a).
— — Quantitative Angaben über Durchblutung und Sauerstoffversorgung des Gehirns. Pflügers Arch. **250**, 35 (1948b).
NOETZEL, H.: Die Gefäßversorgung der Meningeome und ihre Bedeutung für bei den Geschwülsten vorkommende Hirnschäden. Zbl. Neur. **112**, 157 (1951a).
— Über Meningeome und ihre unterschiedlichen Auswirkungen am Hirn. Beitr. path. Anat. **111**, 391 (1951b).
NONNE, M.: Zit. n. F. APELT (1910).
OBERSTEINER, H.: Anleitung beim Studium des Baues der nervösen Zentralorgane in gesunden und kranken Zuständen. Leipzig, Wien: Deuticke 1912.
OPITZ, E.: Über akute Hypoxie. Erg. Physiol. **44**, 315 (1941).
— Über die Sauerstoffversorgung des Zentralnervensystems. Naturwissenschaften **35**, 80 (1948).
— Energieumsatz des Gehirns in situ unter aeroben und anaeroben Bedingungen. In: Chemie und der Stoffwechsel des Nervensystems. 3. Colloquium d. Gesellschaft f. Physiologische Chemie. Berlin-Göttingen-Heidelberg: Springer 1952.
— u. H. BARTELS: Gasanalyse. In: Hoppe-Seyler-Thierfelder, Handb. d. physiol.- und path.-chem. Analyse. Bd. II, Teil 2. Berlin-Göttingen-Heidelberg: Springer 1955.
— u. U. K. LORENZEN: Vergleich der Wirkungsgeschwindigkeit von reiner Anoxie und totaler Ischämie auf das Kaninchengehirn. Pflügers Arch. **253**, 412 (1951).
— u. F. PALME: Darstellung der Höhenanpassung im Gebirge durch Sauerstoffmangel. III. Mitt. Graduierung der Höhenkrankheit durch das Elektrencephalogramm. Pflügers Arch. **248**, 330 (1944).
— u. M. SCHNEIDER: Über die Sauerstoffversorgung des Gehirns und den Mechanismus von Mangelwirkungen. Erg. Physiol. **46**, 126 (1950).
— u. W. THORN: Überlebenszeit und Erholungszeit des Warmblütergehirns unter dem Einfluß der Höhenanpassung. Pflügers Arch. **251**, 369 (1949).
PASTEUR, L.: Etudes sur la bière. Paris: Gauthier-Villars 1876.
PENTSCHEW, A.: Probleme der Permeabilitätspathologie im Gehirn. Arch. Psychiatr. Z. Neur. **185**, 345 (1950).
PERRET, G. E.: Experimentelle Untersuchungen über Massenverschiebungen und Formveränderungen des Gehirns bei Volumenzunahme durch Ödem oder Schwellung. Arch. Psychiatr. **112**, 385 (1941).
PETERS, G., u. H. SELBACH: Über die Neutralisationsfähigkeit des Hirngewebes und ihre Beziehung zu den histopathologischen Veränderungen nach experimentellen Hirnkontusionen Arch. Psychiatr. **116**, 531 (1943).
PIROFSKY, B.: Determination of blood viscosity in man by method based on Poiseuilles law. J. Clin. Invest. **32**, 292 (1953).
QUADBECK, G., u. K. RANDERATH: Wirkung von Rutin auf die Bluthirnschranke. Z. Naturforschung **86**, 370 (1953).
REICHARDT, M.: Zur Entstehung des Hirndrucks bei Hirngeschwülsten und anderen Hirnkrankheiten und über eine bei diesen zu beobachtende besondere Art der Hirnschwellung. Dtsch. Z. Nervenheilk. **28**, 306 (1905).
— Das Hirnödem, Anh.: Die Hirnschwellung. In: Handb. der speziellen pathologischen Anatomie und Histologie. Bd. XIII, Teil 1. Bandteil B. Berlin-Göttingen-Heidelberg: Springer 1957.

REIN, H.: Die bestimmenden Faktoren für die Vasomotorik der Ruhedurchblutung des Skeletmuskels. Pflügers Arch. **248**, 100 (1944).

RICHTER, D., u. J. CROSSLAND: Variation in acetylcholine content of brain with physiological state. Amer. J. Physiol. **159**, 247 (1949).

RIEBELING, C.: Eine chemische Untersuchung der Hirnschwellung. Z. Neur. **166**, 149 (1939).

— Zur Frage der Hirnschwellung. Dtsch. Z. Nervenheilk. **170**, 209 (1953).

RIESSNER, D., u. K. J. ZÜLCH: Über Formveränderungen des Hirns (Massenverschiebungen, Zisternenverquellungen) bei raumbeengenden Prozessen. Z. Chir. **253**, 1 (1939).

ROBINSON, J. R.: The active transport of water in living systems. Biol. Rev. Cambrigde. Philos. Sec. **28**, 158 (1953).

RÖSSLE, R., u. F. ROULET: Maß und Zahl in der Pathologie. Berlin: Springer 1932.

ROKITANSKY, C.: Lehrbuch der pathologischen Anatomie. 3. Aufl. Bd. 2, 1856.

ROSE, M.: Anatomie des Gehirns. In: Handb. Neurologie Bumke-Foerster, Bd. I, 541. Berlin: Springer 1935.

ROSENHAGEN, H.: Pons- und Haubenblutungen als Komplikationen von Tumoren des Großhirns. Dtsch. Z. Nervenheilk. **127**, 27 (1932).

ROTHSCHILD, J.: Untersuchungen über die Bedingungen des Auftretens von amöboider Glia im Großhirnmark unter besonderer Berücksichtigung der Hirnschwellung. Z. Neur. **148**, 600 (1933).

RUF, H.: Eine Behandlungsmethode der Hirnschwellung. Zbl. Neur. **120**, 227 (1952).

RUFF, S., u. H. STRUGHOLD: Grundriss der Luftfahrtmedizin. Leipzig: J. A. Barth 1939.

SACKS, J., and G. G. CULBRETH: Phosphate transport and turnover in brain. Amer. J. Physiol. **165**, 251 (1951).

SCHARRER, E.: Capillaries and mitochondria in neuropil. J. Comp. Neur. **83**, 237 (1945).

SCHEINKER, J.: Zur Histopathologie des Hirnödems und der Hirnschwellung bei Tumoren des Gehirns. Dtsch. Z. Nervenheilk. **147**, 137 (1938).

— Über das gleichzeitige Vorkommen von Hirnschwellung und Hirnödem bei einem Fall von Hypernephrommetastase des Kleinhirns. Dtsch. Z. Nervenheilk. **148**, 1 (1939).

SCHMIDT, C. F., and J. P. HENDRIX: The action of chemical substances on cerebral blood vessels. Proc. Ass. Res. nerv. ment. Dis. **18**, 229 (1938).

— and S. S. KETY: Recent studies of cerebral blood flow and cerebral metabolism in man. Trans. Assoc. amer. Physicians **60**, 52 (1947).

— — and H. H. PENNES: The gaseous metabolism of the brain of the monkey. Amer. J. Physiol. **143**, 33 (1945).

SCHMINCKE, A.: Das Nervensystem. In: Pathologische Anatomie von L. Aschoff. 8. Aufl. Bd. 2. Jena: Fischer 1936.

SCHNEIDER, M.: Zur Physiologie der Gehirndurchblutung. Dtsch. Z. Nervenheilk. **162**, 113 (1950).

— Durchblutung und Sauerstoffversorgung des Gehirns. Verh. dtsch. Ges. Kreislaufforschg. 1953, 3—25 u. 44—52.

— W. C.: Phosphorus compounds in animal tissues. Nucleic acid content of homologous normal and cancer tissues. Cancer Res. **5**, 717 (1945).

SCHOLZ, W.: Histologische und topische Veränderungen und Vulnerabilitätsverhältnisse im menschlichen Gehirn bei Sauerstoffmangel, Ödem und plasmatischen Infiltrationen. Arch. Psychiatr. Z. Neur. **181**, 621 (1949).

SELBACH, H.: Physikalisch-chemische Untersuchungen zur Frage der Hirnvolumenvermehrung (Hirnschwellung und Hirnödem). Arch. Psychiatr. Z. Neur. **112**, 403 (1941).

— C., u. H. SELBACH: Die Hirnvolumenvermehrung als Problem der physikalischen Chemie des Hirngewebes. Allg. Z. Psychiatr. **125**, 137 (1949).

SHENKIN, H. A., E. B. SPITZ, F. C. GRANT and S. S. KETY: The acute effects on the cerebral circulation of reduction of increased intracranial pressure by means of intravenous glucose or ventricular drainage. J. of Neurosurg. **5**, 466 (1948).

SJÖSTRAND, T.: On the capillary circulation of the blood in the suprarenal body of mice under physiological conditions and the influence of drugs. Scand. Arch. Physiol. Suppl. **71**, 85 (1934).

SLEIN, M. W., G. T. CORI and C. F. CORI: Comperative study of hexokinase from yeast and animal tissues. J. of Biol. Chem. **186**, 763 (1950).

Sokoloff, L., W. M. Landau, W. H. Freygang, L. P. Rowland and S. S. Kety: The local circulation of the living brain; values in the unanesthetized and anesthetized cat. Transact. Amer. Neur. Assoc. **1955**, 125.

Spatz, H.: Die Bedeutung der symptomatischen Hirnschwellung für die Hirntumoren und für andere raumbeengende Prozesse in der Schädelgrube. Zbl. Neur. **54**, 316 (1929).

— u. G. J. Stroescu: Zur Anatomie und Pathologie der äußeren Liquorräume des Gehirns (Die Zisternenverquellung beim Hirntumor). Nervenarzt 7, 425 und 481 (1934).

Stearns, A. W. jr., M. Greeblatt, A. Canzanelli u. D. Rapport: The reversibility of pH-effects on the $O_2$-consumption on tissues. Amer. J. Physiol. **132**, 564 (1941).

Stern, K.: Über gefäßabhängige Störungen im Brücken-Mittelhirngebiet und ihre Entstehungsweise. Z. Neur. **152**, 497 (1935).

Stochdorph, O.: Zur Frage der chronischen Hirnschwellung. Arch. Psychiatr. Z. Neur. **181**, 101 (1948).

Stone, W. E., J. E. Webster, J. Kopala u. E. S. Gurdjan: Effects of carbon dioxode administration on cerebral metabolism in hypoxia. Federat. Proc. **5**, 101 (1946).

Strughold, H.: Hypoxydose. Klin. Wschr. **1944** a, 221.

— Grundriß der Luftfahrtmedizin. Leipzig: J. A. Barth 1944 b.

„Student“.: The probable error of a mean. Biometrika **6**, 1 (1908).

Sugar, O., and R. W. Gerard: Anoxia and brain potentials. J. of Neurophysiol. **1**, 558 (1938).

Thews, G.: Zit. n. Opitz und Schneider 1950.

Tönnis, W.: Artdiagnose der Hirngeschwülste durch Arteriographie. Zbl. Neur. **84**, 712 (1937).

— Die Chirurgie des Gehirns und seiner Häute. In: Handb. Kirschner-Nordmann, 2. Aufl. Bd. III. 1948.

— D. Riessner u. K. J. Zülch: Über die Formveränderungen des Gehirns (Massenverschiebungen, Zisternenverquellungen) bei raumbeengenden Prozessen. Zbl. Neurochir. **5**, 1 (1940).

Vincent, C., J. le Beau et G. Guiot: L'oedème cérébral en neurochirurgie. Rev. Neur. **79**, 273 (1947).

Vulpian, A.: Leçon sur la physiologie générale et comparée du système nerveux. Paris 1866.

Wallace, A. M. St.: Recherches physico-chimiques dans l'oedème cérébral. Rev. Neur. **79**, 283 (1947).

Walter, W. G.: The localisation of cerebral tumours by electroencephalography. Lancet **1936**, 305.

Walther-Büel, H.: Die Psychiatrie der Hirngeschwülste und die cerebralen Grundlagen psychischer Vorgänge. Acta neurochir. (Wien) Suppl. II. 1951.

Warburg, O.: Versuche am überlebenden Carcinomgewebe (Methoden). Biochem. Z. **142**, 317 (1923).

— Über den Stoffwechsel der Tumoren. Berlin: Springer 1926.

— u. F. Kubowitz: Atmung bei sehr kleinen Sauerstoffdrucken. Biochem. Z. **214**, 5 (1929).

— K. Posener u. E. Negelein: Über den Stoffwechsel der Carcinomzelle. Biochem. Z. **152**, 309 (1924).

Weil-Malherbe, H.: Action of glutamic acid in hypoglycaemic coma. J. Ment. Sc. **95**, 930 (1949).

— Significance of glutamic acid for metabolism of nervous tissue. Physiologic. Bull. **30**, 549 (1950).

— Der Energiestoffwechsel des Nervengewebes und sein Zusammenhang mit der Funktion. In: Die Chemie und der Stoffwechsel des Nervengewebes. 3. Colloquium d. Ges. f. Physiol. Chem. Berlin-Göttingen-Heidelberg: Springer 1952 a.

— Glutamic acid and its relation to the nervous system. Biochem. J. **50**, XXIV (1952 b).

— Die Funktion der Glutaminsäure im Nervengewebe. Naturwissenschaften **40**, 545 (1953).

— and A. D. Bone: Studies on hexokinase. Hexokinase activity of rat-brain extracts. Biochem. J. **49**, 339 (1951).

Weinberger, L. M., M. H. Gibbon and J. H. Gibbon: Temporary arrest of the circulation to the central nervous system. II. Pathologic effects. Arch. of Neur. **43**, 961 (1940).

Wezler, K., u. W. Sinn: Das Strömungsgesetz des Blutkreislaufes. Arzneimittelforsch. 3. Beiheft 1953.

WIEMERS, K., W. MAURER u. A. NIKLAS: Über die Permeabilität der Bluthirnschranke im akuten Sauerstoffmangel unter Verwendung von radioaktivem Thorium als Indicator. Z. exper. Med. **115**, 688 (1950).

WILKE, G.: Zur Pathogenese der Hirnschwellung. Naturwissenschaften **38**, 532 (1951).

— Zur Theorie der Hirnschwellung als Polymerisationsproblem. Ein Beitrag zur Frage der Entgiftung toxisch wirkender, ungesättigter Verbindungen durch Polymerisationskatalyse. Dtsch. Z. Nervenheilk. **168**, 459 (1952a).

— Zur Pathogenese der Hirnschwellung. Zbl. Neur. **120**, 227 (1952b).

WILLIAMS, D., and W. G. LENNOX: The cerebral blood-flow in arterial hypertension, arteriosclerosis and high intracranial pressure. Quart. J. Med. **8**, 185 (1939).

WOLFF, H. G., and H. L. BLUMGARD: The cerebral circulation. VI. The effect of normal and of increased intracranial cerebrospinal fluid pressure on the velocity of intracranial blood flow. Arch. of Neur. **21**, 795 (1929).

— and H. S. FORBES: The cerebral circulation. V. Observations of the pial circulation during changes in intracranial pressure. Arch. of Neur. **20**, 1035 (1928).

WOLMAN, L.: Ischaemic lesions in the brain-stem associated with raised supratentorial pressure. Brain **76**, 364 (1953).

WRIGHT, R. D.: Experimental observations on increased intracranial pressure. Austral. New Zealand J. Surg. **7**, 215 (1938).

ZEN RUFFINEN, B.: Experimenteller Beitrag zum Problem der Hirnschwellung und des Hirnödems. Praxis (Bern) (W) **1954**, 786.

ZÜLCH, K. J.: Hirnödem und Hirnschwellung. Virchows Arch. **310**, 1 (1934).

— Hirnödem, Hirnschwellung, Hirndruck. Zbl. Neurochir. **11**, 350 (1951); **12**, 174 und 365 (1952).

— Hirnschwellung und Hirnödem. Dtsch. Z. Nervenheilk. **170**, 179 (1953).

# Sachverzeichnis